细胞病理学病例精粹
Cytopathology Case Review

原　　著　Christopher J. VandenBussche，MD，PhD
　　　　　Assistant Professor of Pathology
　　　　　The Johns Hopkins Hospital
　　　　　Baltimore，Maryland

　　　　　Syed Z. Ali，MD，FRCPath，FIAC
　　　　　Professor of Pathology and Radiology
　　　　　The Johns Hopkins Hospital
　　　　　Baltimore，Maryland

主　　译　陆霓虹　杜映荣

U0197315

北京大学医学出版社

XIBAOBINGLIXUE BINGLI JINGCUI

图书在版编目（CIP）数据

细胞病理学病例精粹 /（美）克里斯托弗·范登巴斯基（Christopher J. VandenBussche），赛义德·阿里 (Syed Z. Ali) 原著；陆霓虹，杜映荣主译 . —北京：北京大学医学出版社，2023.12

书名原文：Cytopathology Case Review
ISBN 978-7-5659-3028-7

Ⅰ. ①细… Ⅱ. ①克… ②赛… ③陆… ④杜… Ⅲ. ①细胞学 – 病理学 – 病案 Ⅳ. ① R361

中国国家版本馆 CIP 数据核字（2023）第 214394 号

北京市版权局著作权合同登记号：图字：01-2022-5440

The original English language work:
Cytopathology Case Review
ISBN: 9781620700594
by Christopher J. VandenBussche MD, PhD and Syed Z. Ali MD, FRCPath, FIAC
has been published by:
Springer Publishing Company
New York, NY, USA
Copyright © 2015. All rights reserved.

Simplified Chinese translation Copyright © 2023 by Peking University Medical Press.

细胞病理学病例精粹

主　　译：陆霓虹　杜映荣
出版发行：北京大学医学出版社
地　　址：（100191）北京市海淀区学院路 38 号　北京大学医学部院内
电　　话：发行部 010-82802230；图书邮购 010-82802495
网　　址：http://www.pumpress.com.cn
E-mail：booksale@bjmu.edu.cn
印　　刷：北京信彩瑞禾印刷厂
经　　销：新华书店
责任编辑：梁　洁　　责任校对：靳新强　　责任印制：李　啸
开　　本：880 mm×1230 mm　1/32　印张：8.375　字数：210 千字
版　　次：2023 年 12 月第 1 版　2023 年 12 月第 1 次印刷
书　　号：ISBN 978-7-5659-3028-7
定　　价：80.00 元
版权所有，违者必究
（凡属质量问题请与本社发行部联系退换）

译者名单

主　译　陆霓虹　杜映荣

副主译　杨永锐　吴　磊　刘洪璐　邹英鹰　刘　涛

译　者（按姓名汉语拼音排序）

白劲松　昆明市第三人民医院

陈杨君　昆明市第三人民医院

杜映荣　昆明市第三人民医院

高嫦娥　昆明医科大学第一附属医院

高楚伊　昆明市第三人民医院

贺晓洁　昆明医科大学第二附属医院

黄红丽　昆明市第三人民医院

金　媛　昆明市第三人民医院

李海源　昆明医科大学第一附属医院

李　杰　昆明市第三人民医院

李晓非　昆明市第三人民医院

刘邦燕　昆明市第三人民医院

刘贵明　昆明市第三人民医院

刘洪璐　昆明市第三人民医院

刘梅艳　昆明市第三人民医院

刘　涛　云南中医药大学附属第一医院

龙　松　昆明市第三人民医院

陆霓虹　昆明市第三人民医院

罗　壮　昆明医科大学第一附属医院

母昌磊　昆明市第三人民医院

欧阳兵　昆明市第三人民医院

沈凌筠　昆明市第三人民医院

石剑林　昆明市延安医院

孙娅萍　昆明市第三人民医院

王霖（男）　昆明市第三人民医院

王霖（女）　昆明市第三人民医院

王晓雯　云南省疾病预防控制中心

吴　磊　昆明市第三人民医院

熊　英　昆明市第三人民医院

徐思芸　昆明市第三人民医院

杨　艳　昆明市第三人民医院

杨永锐　昆明市第三人民医院

张　艳　昆明市第三人民医院

邹英鹰　昆明医科大学

译者前言

　　细胞病理学是现代医学领域中重要的分支之一，它通过分析细胞和组织的形态学变化，为临床医生提供了有助于诊断和分析疾病的有效方法。与该病理学亚专业领域相关的医学生和医务人员都需要了解各种疾病的细胞形态学特征和变化规律，以便更准确地进行临床诊断和治疗。

　　通过前期的积累和学习，我们团队决定引进并翻译 *Cytopathology Case Review* 一书。本书共收录了 125 个细胞病理学案例，包括液基细胞、脱落细胞和细针穿刺细胞等病理内容。每个病例的呈现形式清晰统一，内容精准简明，以细胞形态学为主线，以选择题的形式引出诊断，有助于读者更好地学习和记忆各类疾病的细胞病理学特征。本书所提供的病史、诊断选择、最终诊断及解析、参考文献等信息，为读者分析和诊断病例提供了有力的支持。

　　《细胞病理学病例精粹》是一本具有参考价值的实用工具书，它为医学生和相关专业领域人士提供了深入学习和研究细胞病理学的机会，帮助他们更好地理解和掌握细胞病理学的知识和技能，从而提高自身的临床诊断水平。此外，这本书的出版对于促进细胞病理学的发展，提升临床医师及病理学专业技术人员的诊疗水平具有积极的意义。

陆霓虹

2023 年 9 月

原著序

随着细胞病理学领域变得更加复杂，细胞学样本的检测已扩展到分子领域，基于细胞学样本基本形态学的鉴别诊断也变得更加重要。*Cytopathology Case Review* 使读者能够深入研究约翰·霍普金斯大学细胞学系的病例档案，探索样本形态学特征，分析病例其他可能的诊断。本书将受到病理科住院医师和研究人员、细胞技术专业的学生、执业病理学家和细胞技术专家的欢迎。VandenBussche 和 Ali 医生以轻松和富有教育意义的方式分享了他们的经验和专业知识。本书案例涉及的范围之广使其对医学生及资深细胞病理学家都很有用。

本书中的 125 个案例涵盖了整个细胞学领域，其中包括液体、脱落细胞学和细针穿刺的代表性案例。为了使教学价值最大化，这些案例以随机的方式排列，但也可以通过标本的解剖部位或采样方法来查找。在每个案例的第一页首先以图片显示重要的细胞学特征，随后是相关病史和可能的诊断选择，在第二页包括诊断答案、简要讨论和参考文献。这种简明的呈现形式使读者可以高效浏览案例，并提供了一种简单的方式来回顾形态学特点和测验他们对知识的掌握程度。

我非常喜欢被选入本书的这些案例，并相信它们在现在和将来都会有用。

Michael R. Henry，医学博士
美国梅奥诊所医学检验系细胞病理学主任

原著前言

    细胞病理学领域虽然与解剖病理学的某些领域相关，但植根于其自身的理论基础。细胞病理学发现和组织病理学发现往往是相关的，但有时细胞学样本中发现的一些特征在组织学上没有，就像组织学可以提供细胞学中没有的信息一样。本书展示的案例旨在帮助读者将注意力集中在最重要的细胞形态学发现上。

    在许多案例中，细胞病理学图片提示有多种可能的诊断，读者必须根据有限的信息来选择最佳答案。这种形式并不是为了让读者感到沮丧，而是为了训练读者对特定发现的注意力，这在标准化的病理检查中很常见。

    无论是病理学家还是细胞技术专家，都可以从案例讨论中学到很多知识，而更高年资的读者可以利用案例来检验他们的知识。受益最大的将是那些批判性地研究案例图像的读者，而不一定是那些选择正确答案最多的读者。

    本书中的很多案例均由约翰·霍普金斯大学网络病例讨论会修改。我们感谢网络病例讨论会前任编辑 Douglas P. Clark 博士，以及多年来为讨论会提供案例的众多学员。我们诚邀喜欢这些案例的读者参加最新版本的网络病例讨论会，现名为 "Case of the Week"（http://pathology.jhu.edu/cytopath）。

Christopher J. VandenBussche

Syed Z. Ali

致谢

　　本书献给我们过去、现在和未来的所有学生，以及本书背后的主要贡献者们。

Christopher J. VandenBussche

Syed Z. Ali

目录

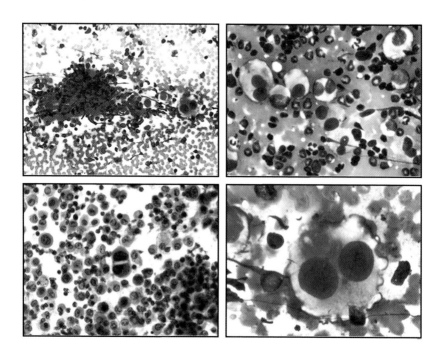

临床病史

男性，30 岁，有恶性肿瘤病史。心包积液样本。

请选择最佳诊断

a. 转移性腺癌

b. 霍奇金淋巴瘤

c. 反应性间皮细胞

d. 大细胞淋巴瘤

e. 黑色素瘤

答案及简要讨论

b. 霍奇金淋巴瘤

该细胞标本含有 3 个细胞群，主要由具有局灶性乳头状结构的高反应性间皮细胞组成。此外，背景中有许多小的圆形淋巴细胞。第三个细胞群由罕见的、散在的、大的非典型细胞组成，其具有丰富的细胞质、明显增大的细胞核和大核仁。这些非典型细胞偶可见双核化。

如果没有其他辅助检查，这些大的非典型细胞的鉴别诊断范围广泛。由于间皮细胞增生活跃，必须考虑反应性间皮细胞。然而，异常的细胞明显比反应性间皮细胞更大，且二者的染色质外观不同。低分化腺癌也可能表现为这种细胞形式，而且是积液样本中最常见的恶性肿瘤。临床病史对该患者的诊断很有帮助。该患者有长期霍奇金淋巴瘤病史，多次复发，最近一次发生在肝。肝活检组织学显示典型的霍奇金淋巴瘤混合淋巴细胞浸润，含有大的里－施细胞（Reed-Sternberg cell）。

参考文献

1. Das DK. Serous effusions in malignant lymphomas: a review. *Diagn Cytopathol.* 2006;34(5): 335–347.
2. McDonnell PJ, Mann RB, Bulkley BH. Involvement of the heart by malignant lymphoma: a clinicopathologic study. *Cancer.* 1982;49(5):944–951.

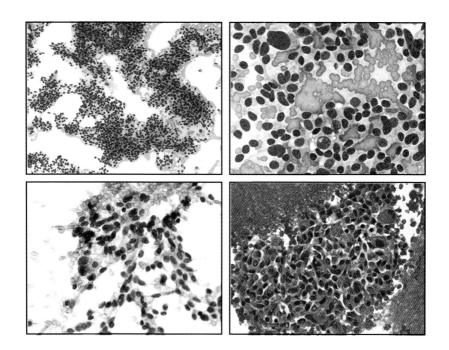

临床病史

　　女性，51 岁。甲状腺结节细针穿刺抽吸。

请选择最佳诊断

　　a. 可疑滤泡性肿瘤
　　b. 甲状腺髓样癌
　　c. 甲状腺乳头状癌
　　d. 低分化（岛叶）癌
　　e. 腺瘤样结节

答案及简要讨论

b. 甲状腺髓样癌

细胞学检查可见细胞涂片中有许多大的、松散粘连的组织碎片和单个细胞。这些细胞的核常呈梭形，也有散在的、增大的多形性核。染色质结构显示良好，具有神经内分泌外观。

该标本的细胞结构和缺乏胶质立即引起了临床对肿瘤（而非腺瘤样结节）的怀疑。细胞核增大且呈片状排列提示乳头状癌的可能性；然而，细胞核的重叠部分很小，且核染色质不支持乳头状癌。滤泡性肿瘤中许多核呈梭形外观并不常见，通常具有圆形核和微滤泡结构。含梭形核的单细胞和呈神经内分泌外观的染色质将髓样癌置于鉴别诊断的首位。为了证实该诊断，进行了免疫组织化学染色，结果显示肿瘤细胞降钙素阳性，甲状腺球蛋白阴性，与甲状腺髓样癌一致。有趣的是，甲状腺转录因子 -1 的免疫组织化学染色结果为阴性。研究表明，绝大多数（＞ 80%）髓样癌呈甲状腺转录因子 -1 阳性。如果细胞学标本不可用于免疫组织化学分析，测定患者血清降钙素水平可能有助于确定甲状腺髓样癌的诊断。对于表现为甲状腺髓样癌的年轻患者，临床医生应注意家族性甲状腺髓样癌。在许多家族性病例中可发现 *RET* 癌基因突变。

参考文献

1. Katoh R, Miyagi E, Nakamura N, et al. Expression of thyroid transcription factor-1 (TTF-1) in human c cells and medullary thyroid carcinomas. *Human Pathol*. 2000;31(3):386–393.
2. Hofstra RM, Landsvater RM, Ceccherini I, et al. A mutation in the RET proto-oncogene associated with multiple endocrine neoplasia type 2B and sporadic medullary thyroid carcinoma. *Nature*. 1994;367(6461):375–376.

案例 3

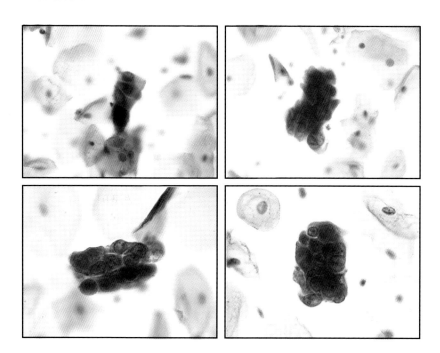

临床病史

女性，28 岁。液基巴氏涂片检查（SurePath）。

请选择最佳诊断

a. 低级别鳞状上皮内病变

b. 上皮内病变或恶性肿瘤阴性

c. 宫颈原位腺癌（AIS）

d. 高级别鳞状上皮内病变（HSIL）

e. 无明确诊断意义的非典型鳞状细胞（ASC-US）和非典型腺细胞（AGC）

答案及简要讨论

e. 无明确诊断意义的非典型鳞状细胞〔ASC-US〕和非典型腺细胞〔AGC〕

该标本显示散在的非典型组织碎片。这些组织碎片含有细胞核增大的细胞，细胞核在碎片内呈无序排列，并存在明显的重叠。在一些碎片中，细胞质细腻，胞质内存在局灶性柱状、腺样特征。其他碎片含有胞质较致密的细胞，细胞核与碎片轮廓平行。

很显然，该巴氏涂片存在异常，应行进一步检查。存疑之处是非典型细胞的可能来源。它们是鳞状细胞还是腺样细胞来源？在这种情况下，非典型的"腺"细胞通常被证明是涉及宫颈管腺体的高级别鳞状细胞发育不良。然而，本例似乎确实存在明确的腺体特征，如椭圆形细胞核的方向垂直于碎片轮廓、细腻的空泡化细胞质。但其他碎片的腺体特征不太明显，可能起源于鳞状细胞上皮。由于这些非典型碎片缺乏清晰的腺体分化或鳞状分化，且异常细胞相对较少，因此该病例被诊断为 ASC-US 和 AGC。随后的宫颈活检显示邻近非典型宫颈管腺体的 HSIL，细胞核重叠且增大，符合 AIS。

参考文献

1. Van Aspert-Van Erp AJM, Smedts FMM, Vooijs GP. Severe cervical glandular cell lesions with coexisting squamous cell lesions. *Cancer Cytopathol*. 2004;102(4):218–227.
2. Raab SS. Can glandular lesions be diagnosed in pap smear cytology? *Diagn Cytopathol*. 2000;23(2):127–133.

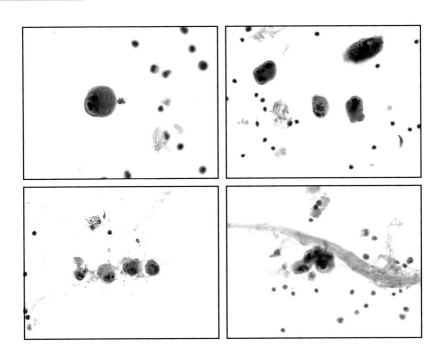

临床病史

男性，56 岁，有恶性肿瘤病史。盆腔积液样本。

请选择最佳诊断

　　a. 反应性间皮细胞

　　b. 多形性横纹肌肉瘤

　　c. 转移性黑色素瘤

　　d. 间变性大细胞淋巴瘤

　　e. 低分化腺癌

答案及简要讨论

b. 多形性横纹肌肉瘤

此标本含有散在的、大的非典型单细胞。这些细胞含有增大的细胞核，有时呈多核。细胞质丰富而致密。细胞核有明显的核仁和不规则的核膜。

根据图中显示的细胞形态学，非典型细胞可诊断为恶性肿瘤。然而，根据细胞形态学特征并不能直接对恶性肿瘤进行准确分类。缺乏真正的组织碎片且仅存在单细胞，增加了造血系统恶性肿瘤的可能性。然而，细胞较大和细胞质丰富不符合这一观点。一个例外是间变性淋巴瘤。低分化转移性腺癌可在体腔液中以单细胞的形式存在。因此，必须考虑低分化转移性腺癌。还需要鉴别转移性恶性黑色素瘤，提示恶性黑色素瘤的特征包括单细胞结构、双核和明显的核仁。少数情况下，肉瘤可在体腔积液中表现为具有大分叶状核和丰富细胞质的单细胞。在没有已知原发性恶性肿瘤的情况下，应对此类病例进行广泛的免疫组织化学分析，包括针对细胞角蛋白、HMB-45 和 S100 蛋白的抗体，以及肉瘤成分（如有指征）。已知本例患者在出现盆腔积液前 2 个月于左侧腹股沟区切除了一个具有阳性切缘的多形性横纹肌肉瘤。

参考文献

1. Abadi MA, Zakowski MF. Cytologic features of sarcomas in fluids. *Cancer.* 1998;84(2):71–76.

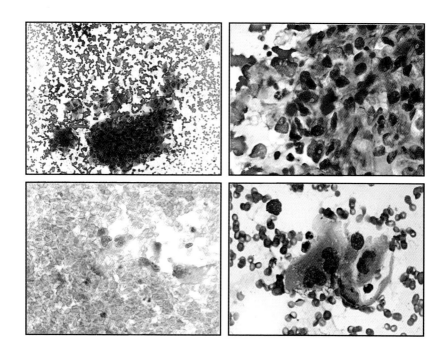

临床病史

男性，46岁，有恶性肿瘤病史。腹股沟结节细针穿刺抽吸（FNA）。

请选择最佳诊断

a. 转移性精原细胞瘤

b. 转移性脂肪肉瘤

c. 腱鞘透明细胞肉瘤

d. 转移性尿路上皮癌

e. 转移性肾细胞癌

答案及简要讨论

e. 转移性肾细胞癌

该涂片可见散在的大细胞，细胞质丰富，呈局灶性空泡化，有大的多形性核和相对明显的核仁。大多数细胞单独出现或以小组织碎片的形式出现。

细胞质内的微空泡增加了诊断"透明细胞"型肿瘤的可能性，如透明细胞肾细胞癌。然而，应记住，在一些迪夫快速（Diff-Quik）染色的标本中，小空泡通常可能是伪影。细胞质细腻、单细胞形式、多形性细胞核和软组织部位细胞质中的空泡也增加了脂肪肉瘤的可能性；包含细胞角蛋白的免疫染色分析可以帮助区分这些实体肿瘤。本例患者在进行 FNA 前 2 年有透明细胞肾细胞癌病史。上述结果与转移性肾透明细胞癌一致。

参考文献

1. Hughes JH, Jensen CS, Donnelly AD, et al. The role of fine-needle aspiration cytology in the evaluation of metastatic clear cell tumors. *Cancer.* 1999;87(6):380–389.

案例
6

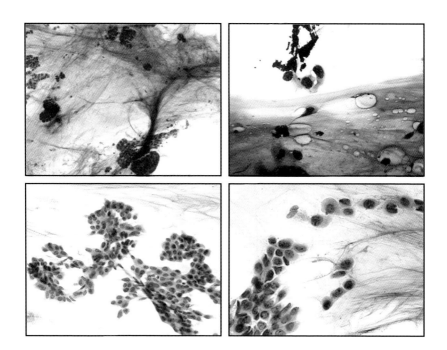

临床病史

女性，53 岁。乳腺 FNA。

请选择最佳诊断

a. 导管内乳头状瘤

b. 纤维囊性改变

c. 伴黏液改变的纤维腺瘤

d. 具有黏液特征的导管癌

e. 黏液囊肿

答案及简要讨论

d. 具有黏液特征的导管癌

这些涂片背景中含有丰富的黏蛋白。散布在黏蛋白中的是主要排列在组织碎片中的大细胞，偶尔也存在单细胞。细胞有较大的细胞核，核仁明显。

乳腺 FNA 标本中存在大量黏蛋白无疑引起了对黏液癌（如胶质癌）的关注。需要考虑的其他情况包括乳腺黏液囊肿或伴黏液改变的纤维腺瘤。在本病例中，细胞核大小和偶见单个非典型细胞将胶质癌置于鉴别诊断的首位。本例不存在纤维腺瘤的特征性肌上皮细胞和典型导管碎片，且纤维腺瘤内黏蛋白的含量超出预期，并伴有局灶性黏液改变。黏液囊肿应仅包含黏液吞噬细胞，罕见或无导管上皮。

参考文献

1. Duane GB, Kanter MH, Branigan T, Chang C. A morphologic and morphometric study of cells from colloid carcinoma of the breast obtained by fine needle aspiration. Distinction from other breast lesions. *Acta Cytol*. 1987;31:742–750.
2. Masood S, Loya A, Khalbuss W. Is core needle biopsy superior to fine-needle aspiration biopsy in the diagnosis of papillary breast lesions? *Diagn Cytopathol*. 2003;28(6):329–334.

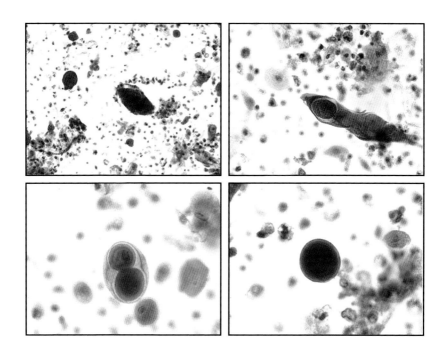

临床病史

女性，78 岁，腰痛。尿液标本。

请选择最佳诊断

a. 广泛鳞状分化癌

b. 与血吸虫病相关的鳞状上皮化生

c. 与尿石症相关的改变

d. 人乳头状瘤病毒诱导的细胞改变

e. 肉芽肿性膀胱炎和非典型鳞状细胞

答案及简要讨论

a. 广泛鳞状分化癌

细胞学检查显示存在大量非典型角化细胞。这些细胞很大，呈明亮的嗜橙色，含有呈不规则深染的大细胞核。背景中还有大量角蛋白碎屑。从局部看，部分细胞似乎有增大的异常细胞核，N/C 比值（核质比）显著升高，胞质无明显角化。

尿液样本中出现角化的鳞状细胞增加了膀胱鳞状上皮化生的可能性，这可能与血吸虫病有关。然而，该患者并非来自血吸虫病流行区。尽管本病例的大量标本证明了其来源于尿道，但也应考虑妇科原发性疾病。本例尿细胞学检查异常促使患者进行了临床检查，结果显示膀胱正常，但肾盂明显异常。患者行肾切除术，发现肾盂内存在高级别乳头状尿路上皮癌，伴鳞状上皮分化灶。该患者无已知的尿石症病史。

参考文献

1. Guo CC, Fine SW, Epstein JI. Noninvasive squamous lesions in the urinary bladder: a clinicopathologic analysis of 29 cases. *Am J Surg Pathol*. 2006;30(7):883–891.
2. Hattori M, Nishimura Y, Toyonaga M, Kakinuma H, Matsumoto K, Ohbu M. Cytological significance of abnormal squamous cells in urinary cytology. *Diagn Cytopathol*. 2012;40(9):798–803.
3. Owens CL, Ali SZ. Atypical squamous cells in exfoliative urinary cytology: clinicopathologic correlates. *Diagn Cytopathol*. 2005;33(6):394–398.

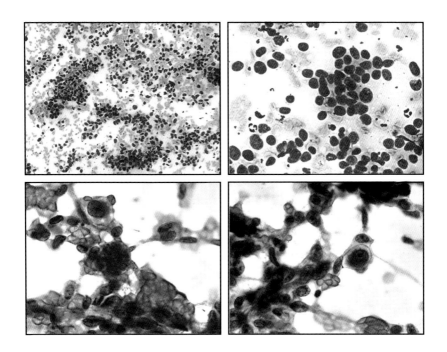

临床病史

女，78 岁，30 年前有唾液腺肿瘤病史，1 年前接受痔疮手术。肺部 FNA。

请选择最佳诊断

　　a. 转移性平滑肌肉瘤

　　b. 转移性恶性黑色素瘤

　　c. 转移性肌上皮瘤

　　d. 肺小细胞癌

　　e. 非霍奇金淋巴瘤

答案及简要讨论

b. 转移性恶性黑色素瘤

细胞学检查显示松散内聚的细胞碎片，细胞呈明显的梭形。标本局部可见细胞核之间存在一些多形性。仔细观察可发现细胞内存在局灶性胞质内色素沉积。

该病变属于梭形细胞肿瘤的一般类型。当然，这增加了肉瘤的可能性，可能是平滑肌肉瘤，原发于肺或为转移性病变。虽然染色质与神经内分泌肿瘤不完全一致，但在鉴别诊断（外周类癌）时也应考虑这一点。事实证明，报告的"痔疮"手术实际上是针对肛门附近皮肤的恶性黑色素瘤。鉴于该病史以及肺部存在多发性病变，符合转移性恶性黑色素瘤。

参考文献

1. Slagel DD, Powers CN, Melaragno MJ, Geisinger KR, Frable WJ, Silverman JF. Spindle-cell lesions of the mediastinum: diagnosis by fine-needle aspiration biopsy. *Diagn Cytopathol*. 1997;17(3):167–176.
2. Hummel P, Cangiarella JF, Cohen JM, Yang G, Waisman J, Chhieng DC. Transthoracic fine-needle aspiration biopsy of pulmonary spindle cell and mesenchymal lesions: a study of 61 cases. *Cancer*. 2001;93(3):187–198.

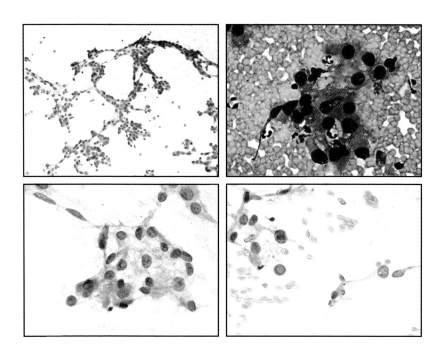

临床病史

黑人男性，43 岁。肝病变 FNA。

请选择最佳诊断

a. 转移性腺癌，符合结肠原发性
b. 转移性恶性黑色素瘤
c. 高级别神经内分泌癌
d. 肝内胆管癌
e. 低分化肝细胞癌（HCC）

答案及简要讨论

e. 低分化肝细胞癌（HCC）

这是一个细胞数量非常多的标本，包含组织碎片和单个裸核。裸核大而圆，核仁明显，局灶显著空泡化。组织碎片由相似的细胞组成，有适量的细胞质。

由于核的大小和多形性，这显然是一种低分化恶性肿瘤。在这些病例中，经常会出现肿瘤是原发性 HCC 还是转移性低分化癌的问题。存在大量圆形裸核更倾向于 HCC。此外，细胞核中出现显著空泡化被认为符合乙型肝炎相关的 HCC。该患者的血清甲胎蛋白水平高于 26 000 μg/L，符合 HCC。

参考文献

1. Takenaka A, Kaji I, Kasugai H, et al. Usefulness of diagnostic criteria for aspiration cytology of hepatocellular carcinoma. *Acta Cytol*. 1999;43(4):610–616.

案例

10

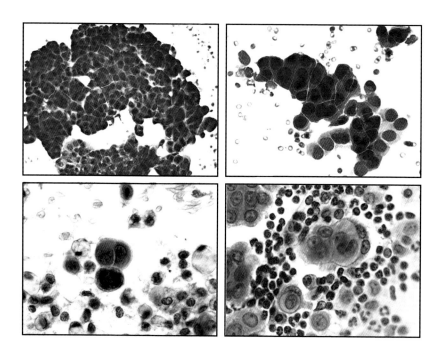

临床病史

男性，65岁，有左肺腺癌和前列腺癌病史。右肺胸膜下肿块FNA。

请选择最佳诊断

    a. 鳞状细胞癌

    b. 肺腺癌

    c. 恶性间皮瘤

    d. 转移性前列腺腺癌

    e. 反应性间皮细胞

答案及简要讨论

c. 恶性间皮瘤

细胞学检查显示存在大量含有明显非典型上皮样细胞的组织碎片。这些细胞的细胞核增大，N/C 比值高。细胞核无明显核仁。无明显鳞状细胞分化；然而，可见提示腺体特征的病灶区域。

这显然是一个恶性肿瘤，但肿瘤的来源仍需讨论。鉴别诊断包括对侧肺发生第二种肺癌，可能是腺癌（或既往肺腺癌的转移）。考虑到患者的病史，也应鉴别转移性前列腺癌。尽管临床上很少见，但由于该病变主要位于胸膜下，还应考虑第三原发灶。对标本进行一系列免疫组织化学染色，以缩小鉴别诊断范围。首先，分析了细胞角蛋白 7 和细胞角蛋白 20。肺间皮瘤和上皮样间皮瘤可出现细胞角蛋白 7 呈阳性、细胞角蛋白 20 呈阴性。这两种细胞角蛋白在前列腺癌中均呈阴性。前列腺特异性抗原和 NKX3.1 有助于识别转移性前列腺癌。区分肺腺癌和间皮瘤的免疫染色包括 LeuM1（CD15）、mCEA、p53 和甲状腺转录因子 -1（TTF-1）。间皮瘤的 LeuM1 和 mCEA 呈阴性，如本例肿瘤。本例的 TTF-1 免疫染色结果为阴性，符合间皮瘤。p53 染色显示大量阳性核染色。至少 40% 的间皮瘤可见 p53 免疫染色，这反映了 p53 基因的突变会导致突变型 p53 在细胞核内持续存在和积累。当然，相当一部分肺腺癌也有 p53 突变，因此对该蛋白进行免疫染色并不能区分这两种肿瘤。钙视网膜蛋白染色为局灶阳性。

参考文献

1. Whitaker D. The cytology of malignant mesothelioma. *Cytopathology*. 2000;11(3):139–151.

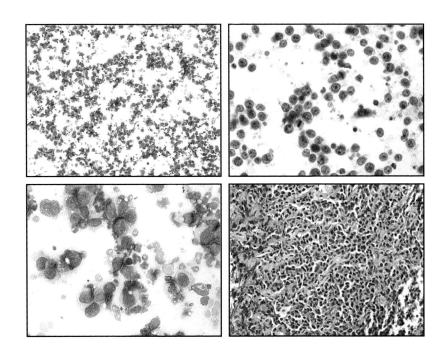

临床病史

　　男性，46岁，人类免疫缺陷病毒（HIV）感染。左侧髋部破坏性病变 FNA。

请选择最佳诊断

　　a. 转移性恶性黑色素瘤

　　b. 大细胞淋巴瘤

　　c. 转移性低分化腺癌

　　d. 符合缺血性坏死的发现

　　e. 累及骨的结核分枝杆菌（波特病）

答案及简要讨论

b. 大细胞淋巴瘤

这是一份以单个细胞为主的细胞标本。这些细胞表现为裸核或细胞质稀少。细胞核增大，但一般为圆形，并有较大的、位于中央的明显核仁。背景中有坏死和凋亡的碎片。

HIV 感染者出现孤立性骨病变的鉴别诊断范围广泛，包括肿瘤性和感染性病因。在这种情况下，存在单一的大型非典型细胞群倾向于肿瘤。由于有大量坏死碎片，流式细胞术免疫表型分型无参考价值。由于存在明显的单细胞模式和明显的核仁，还应考虑转移性恶性黑色素瘤；然而，形态学表现并不完全典型，HMB-45 的免疫组织化学染色结果为阴性。我们曾确诊过多例出现广泛转移性低分化肺腺癌的 HIV 感染者。因此，这也需要进行鉴别诊断。然而，形态学表现与该诊断不完全一致，包括 AE1/AE3、CAM 5.2 和 EMA 在内的细胞角蛋白染色均为阴性。然而，免疫组织化学染色证实了恶性淋巴瘤的初步印象，CLA 和 CD20 染色呈阳性。

参考文献

1. Verstovsek G, Chakraborty S, Ramzy I, Jorgensen JL. Large b-cell lymphomas: fine-needle aspiration plays an important role in initial diagnosis of cases which are falsely negative by flow cytometry. *Diagn Cytopathol*. 2002;27(5):282–285.
2. Bommer KK, Ramzy I, Mody D. Fine-needle aspiration biopsy in the diagnosis and management of bone lesions: a study of 450 cases. *Cancer*. 1997;81(3):148–156.

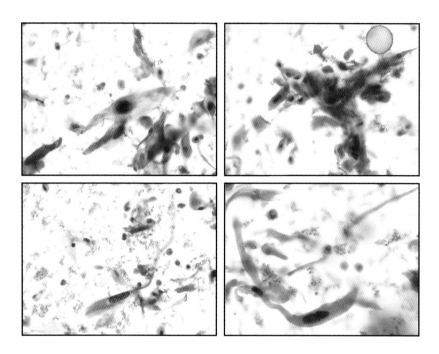

临床病史

　　黑人女性，52 岁。宫颈阴道部/宫颈管样本液基巴氏涂片检查（SurePath）。

请选择最佳诊断

　　a. 宫颈鳞状细胞癌

　　b. 高级别鳞状上皮内病变

　　c. 无明确诊断意义的非典型鳞状细胞伴广泛非典型角化不全

　　d. 非典型腺细胞

　　e. 上皮内病变或恶性肿瘤阴性

答案及简要讨论

a. 宫颈鳞状细胞癌

在低倍镜下，该单层标本含有丰富的角化细胞，呈梭形。背景含有广泛的出血性改变。在高倍镜下，许多梭形角化细胞是无核的。有核细胞明显不典型，细胞核明显深染，伴有一些核增大和核轮廓变窄。除背景中的出血性改变外，还存在一些提示坏死的组织碎片。

即使在低倍镜下，该样本也为可疑恶性肿瘤，因为背景中有大量出血性改变，提示有肿瘤素质。显著的非典型角化细胞高度怀疑鳞状细胞癌。坏死和出血性改变增加了侵袭的可能性。

参考文献

1. Sherman ME, Dasgupta A, Schiffman M, Nayar R, Solomon D. The Bethesda Interobserver Reproducibility Study (BIRST): a web-based assessment of the Bethesda 2001 System for classifying cervical cytology. *Cancer*. 2007;111(1):15–25.

案例

13

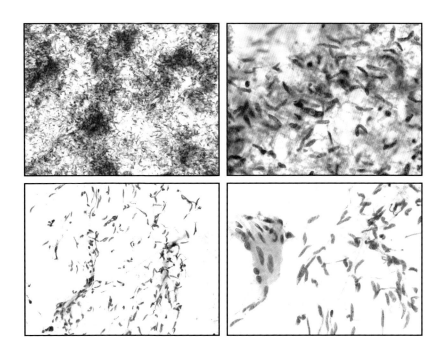

临床病史

黑人男性，73 岁。胃黏膜下肿块 FNA。

请选择最佳诊断

a. 假性肉瘤

b. 胃肠道间质瘤（GIST）

c. 神经鞘瘤

d. 梭形细胞肿瘤，倾向于平滑肌肉瘤

e. 梭形细胞肿瘤，倾向于孤立性纤维性肿瘤

答案及简要讨论

b. 胃肠道间质瘤（GIST）

该标本细胞数量较多，含有细胞核明显延长的单个细胞。核多形性小，仅偶见大核。细胞几乎没有完整的细胞质。背景中还存在一些原纤维样物质。

该标本具有梭形细胞肿瘤的一般外观。胃最常见的梭形细胞肿瘤是 GIST。也应考虑其他罕见肿瘤，如神经鞘瘤。GIST 代表一类异质性间叶肿瘤，其生物学行为从良性到恶性不等。虽然最初被认为是平滑肌起源，但分子标志物表明它们可能起源于卡哈尔间质细胞，具有肌样和神经特征。这些肿瘤可分为梭形细胞型和上皮样型。免疫组织化学染色有助于 GIST 的诊断。这些肿瘤的 BCL2 和 CD34 通常呈阳性。此外，该肿瘤还表达 c-KIT（CD117）分子。该分子是一种具有酪氨酸激酶活性的生长因子受体，可能参与该肿瘤的发生。已在 *c-KIT* 基因中鉴定出功能获得突变，可能与更多恶性行为相关。

参考文献

1. Li SQ, O'Leary TJ, Buchner SB, et al. Fine needle aspiration of gastrointestinal stromal tumors. *Acta Cytol.* 2001;45(1):9–17.

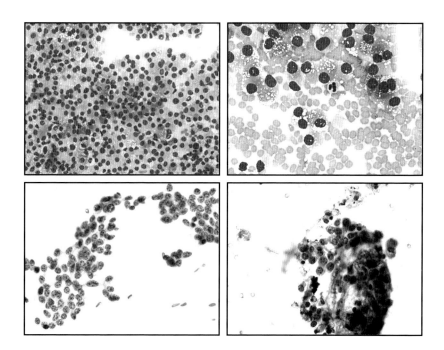

临床病史

　　男性，78 岁。胰腺肿块 FNA。

请选择最佳诊断

　　a. 高分化胰腺神经内分泌肿瘤（PanNET）

　　b. 胰腺导管腺癌

　　c. 恶性淋巴瘤

　　d. 正常胰腺腺泡组织

　　e. 浆细胞瘤

答案及简要讨论

a. 高分化胰腺神经内分泌肿瘤（PanNET）

涂片中富含细胞，含有散在的单细胞和不规则的小组织碎片，其中含有相对较小的细胞，N/C 比值较高。细胞核呈单一的椭圆形，巴氏染色可见特征性神经内分泌型染色质。尝试对神经内分泌标志物进行免疫组织化学染色，但本例标本背景染色较深，无诊断参考价值。

涂片所含细胞明显小于典型的胰腺导管腺癌或腺泡细胞癌细胞。肿瘤细胞具有特征性的偏心核位置（浆细胞样形态）。细胞质中还可观察到许多细小的脂质空泡，这是另一个常见于 PanNET 的特征。

参考文献

1. Chatzipantelis P, Salla C, Konstantinou P, Karoumpalis I, Sakellariou S, Doumani I. Endoscopic ultrasound-guided fine-needle aspiration cytology of pancreatic neuroendocrine tumors: a study of 48 cases. *Cancer*. 2008;114(4):255–262.

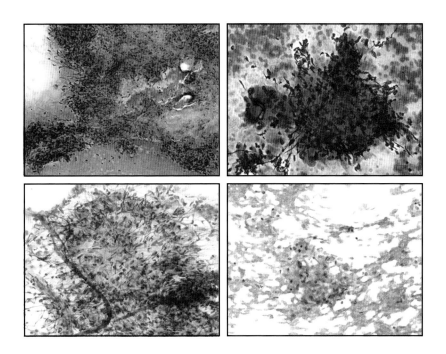

临床病史

　　女性，57 岁。颈部溃疡引流后 FNA。

请选择最佳诊断

　　a. 结节病

　　b. 溃疡型结核感染（淋巴结核）

　　c. 滑膜肉瘤

　　d. 黏液表皮样癌

　　e. 鳞状细胞癌伴坏死

答案及简要讨论

b. 溃疡型结核感染（淋巴结核）

该标本含有大量多核巨细胞（朗汉斯型），以及混合淋巴细胞和上皮样组织细胞与淋巴细胞的聚集体，符合肉芽肿。未发现恶性肿瘤。

本例明确显示肉芽肿性炎症。仅依靠细胞形态学，肉芽肿性炎症的病因并不明显，包括分枝杆菌和真菌感染。在本例中，涂片抗酸染色显示有大量抗酸杆菌。仅凭形态学无法判断这些分枝杆菌的分型，因此进行了微生物培养。有趣的是，微生物培养结果为阴性，这表明仔细进行细胞学检查非常重要。该病例在临床上符合淋巴结核（颈部淋巴结的一种溃疡型结核感染）。

参考文献

1. Ellison E, Lapuerta P, Martin SE. Fine needle aspiration diagnosis of mycobacterial lymphadenitis. Sensitivity and predictive value in the United States. *Acta Cytol.* 1999;43(2):153–157.
2. Fontanilla JM, Barnes A, von Reyn CF. Current diagnosis and management of peripheral tuberculous lymphadenitis. *Clin Infect Dis.* 2011;53(6):555–562.

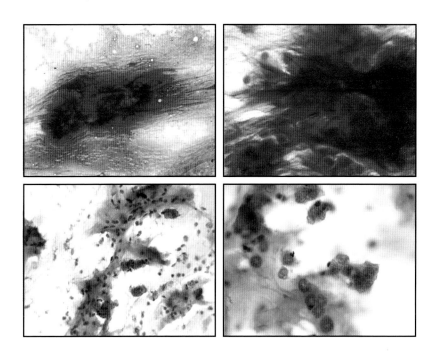

临床病史

　　男性，47 岁。右侧腮腺肿块 FNA。

请选择最佳诊断

　　a. 慢性唾液腺炎
　　b. 腺样囊性癌
　　c. 多形性腺瘤
　　d. 基底细胞腺瘤
　　e. 沃辛瘤

答案及简要讨论

c. 多形性腺瘤

这些涂片含有大量异染的原纤维脱细胞基质成分，背景中有散在的肌上皮型细胞和丰富的结晶样物质。

这些发现是多形性腺瘤的典型表现。这种结晶样碎片在巴氏染色中最为明显，具有显著的放射状结构，部分区域呈花瓣状，符合所谓的富含酪氨酸的晶体。这些晶体的病因和意义尚不清楚。一些研究者还在这些晶体中发现了钙、磷和镁。多形性腺瘤还被发现存在其他晶体结构，但更多呈多面体外观。

参考文献

1. Nasuti JF, Gupta PK, Fleisher SR, LiVolsi VA. Nontyrosine crystalloids in salivary gland lesions: report of seven cases with fine-needle aspiration cytology and follow-up surgical pathology. *Diagn Cytopathol.* 2000;22(3):167–171.
2. Humphrey PA, Ingram P, Tucker A, Shelburne JD. Crystalloids in salivary gland pleomorphic adenomas. *Arch of Pathol Lab Med.* 1989;113(4):390–393.

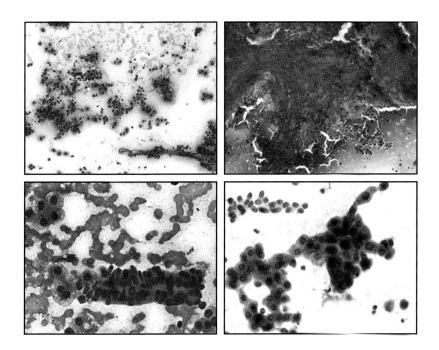

临床病史

女性，41 岁。超声引导下肝 FNA。

请选择最佳诊断

a. 转移性乳腺癌

b. 肝细胞癌（HCC）

c. 肝腺瘤

d. 符合局灶性结节增生

e. 正常肝组织

答案及简要讨论

d. 符合局灶性结节增生

在有限的 FNA 标本上，对局灶性结节增生进行解释通常极其困难，在仔细分析临床、影像学和血清甲胎蛋白（AFP）发现后，通常将其视为"排除诊断"。

这些涂片中可见大量呈良性外观的肝细胞、纤维组织碎片和散在的良性胆管上皮细胞。

乍一看，这是肝细胞的正常细胞学表现。肝细胞较小，细胞核较小，胞质丰富。涂片中无散在的非典型裸核，这是 HCC 的特征之一。现有碎片的结构看起来并不属于非典型，因为在没有静脉窦和导管的情况下，似乎没有大的成片的非典型肝细胞。因此，尽管有时很难排除分化良好的 HCC，但该标本中似乎没有明显的特征。在相对年轻的女性中，孤立性结节的鉴别诊断通常是肝腺瘤与局灶性结节增生。局灶性结节增生的主要鉴别特征包括正常的胆管上皮和纤维组织。后者代表局灶性结节增生的致密中心纤维瘢痕。本例患者存在的两种特征倾向于局灶性结节增生的诊断。当然，在这种非典型性很小的情况下，血清标志物 AFP 也可用于排除分化良好的 HCC。放射科医师可能只是遗漏了病变，因此必须在细胞学检查中非常仔细地做出肝腺瘤或局灶性结节增生的诊断，并且通常描述为"符合局灶性结节增生"，因此建议放射科医生仔细比对，确保标本诊断的准确性。

参考文献

1. Wee A. Fine needle aspiration biopsy of the liver. Algorithmic approach and current issues in the diagnosis of hepatocellular carcinoma. *CytoJournal*. 2005;2:7.
2. Ruschenburg I, Droese M. Fine needle aspiration cytology of focal nodular hyperplasia of the liver. *Acta Cytol*. 1989;33(6):857–860.

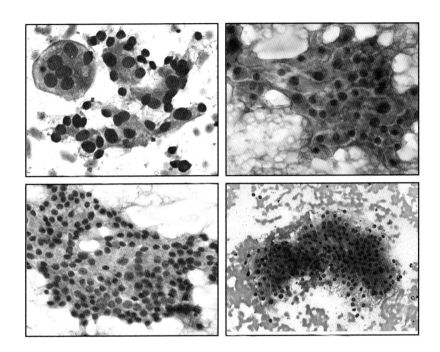

临床病史

　　女性，72 岁。超声引导下甲状腺结节 FNA。

请选择最佳诊断

　　a. 甲状腺乳头状癌，嗜酸细胞型

　　b. 可疑滤泡性肿瘤，许特莱细胞型

　　c. 符合格雷夫斯病（Graves 病）

　　d. 腺瘤样结节

　　e. 甲状腺髓样癌

答案及简要讨论

c. 符合格雷夫斯病

该标本细胞数量中等，含有滤泡细胞和丰富的颗粒状细胞质。滤泡细胞明显表现为局灶性核增大和多形性。未发现核沟或包涵体。

本例乍一看似乎是一个典型的腺瘤样结节。然而，仔细观察可见在多个滤泡簇内有核增大，这增加了肿瘤的可能性，如乳头状癌。然而，其他细胞核特征与乳头状癌不一致。标本中未发现核沟或包涵体，染色质比典型乳头状癌粗糙，且核增大在性质上有些随机。幸运的是，获取的临床信息为这种核异型性提供了两种可能的解释。首先，该患者患有格雷夫斯病，仅格雷夫斯病就可能导致部分细胞核增大。其次，该患者因格雷夫斯病接受了放射性碘治疗。放射性碘治疗可在滤泡上皮内诱导此类随机异型性。对细胞病理学家来说，了解这些临床信息非常重要，并且在这种情况下不要对细胞核增大反应过度。

参考文献

1. Jayaram G, Singh B, Marwaha RK. Grave's disease. Appearance in cytologic smears from fine needle aspirates of the thyroid gland. *Acta Cytol*. 1989;33(1):36–40.
2. Baloch ZW, Cibas ES, Clark DP, et al. The National Cancer Institute thyroid fine needle aspiration state of the science conference: a summation. *CytoJournal*. 2008;5:6.

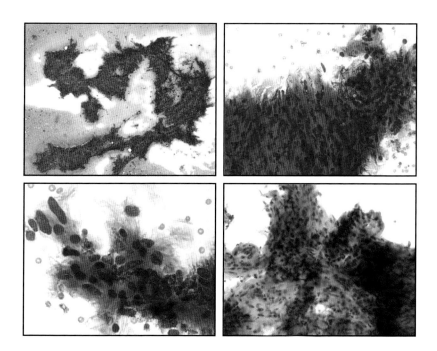

临床病史

男性，41岁。下颌骨外侧前方结节（1 cm）FNA。

请选择最佳诊断

　　a. 良性纤维组织细胞瘤

　　b. 平滑肌瘤

　　c. 创伤性神经瘤

　　d. 神经鞘瘤

　　e. 恶性周围神经鞘瘤

答案及简要讨论

d. 神经鞘瘤

该标本细胞数量中等，主要由不规则的大组织碎片组成。这些碎片内是具有梭形核和插入的脱细胞基质的细胞。背景中偶尔可见裸露的梭形核。

该标本为梭形细胞肿瘤。细胞相对聚集，且多形性很小。细胞核呈两端尖的波浪形，提示为神经起源。此外，细胞核之间的脱细胞基质具有原纤维外观。这种少见部位的鉴别诊断较广泛，包括纤维病变（如神经纤维瘤或良性纤维组织细胞瘤）及创伤性神经瘤。在细胞块标本（此处未显示）上，有一个区域似乎是 Verocay 小体，有 Antoni A（细胞性）区和 Antoni B（非细胞性）区，这是神经鞘瘤的典型表现。

参考文献

1. Chi AC, Carey J, Muller S. Intraosseous schwannoma of the mandible: a case report and review of the literature. *Oral surgery, oral medicine, oral pathology, oral radiology, and endodontics.* 2003;96(1):54–65.
2. Yu GH, Sack MJ, Baloch Z, Gupta PK. Difficulties in the fine needle aspiration (FNA) diagnosis of schwannoma. *Cytopathology.* 1999;10(3):186–194.

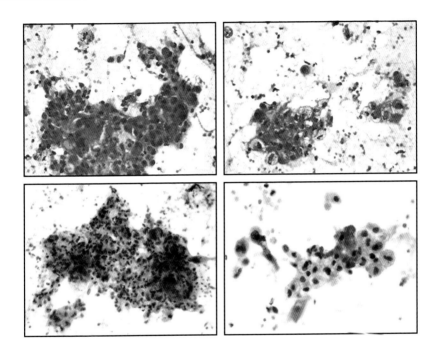

临床病史

男性，85 岁，既往有远处转移的中分化直肠腺癌和前列腺腺癌病史，Gleason 评分 3 + 3 = 6。腮腺 FNA。

请选择最佳诊断

    a. 转移性鳞状细胞癌

    b. 腮腺鳞状细胞癌

    c. 沃辛瘤伴鳞状上皮化生

    d. 高级别黏液表皮样癌（MEC）

    e. 表皮包涵体囊肿伴反应性异型性

答案及简要讨论

d. 高级别黏液表皮样癌（MEC）

该 FNA 标本细胞数量中等，含有明显的非典型上皮碎片，细胞核大，核仁明显。背景中局部有大量与非典型上皮相关的空泡细胞。

虽然最初可能考虑这是一种反应性鳞状上皮的囊性病变，但上皮内的异型性及其细胞丰度倾向于高级别上皮恶性肿瘤。在某些区域，上皮碎片中有明显的鳞状分化。考虑到患者有前列腺腺癌和直肠腺癌病史，应先考虑转移性病变。虽然经过治疗的前列腺癌可在转移性病变中发生鳞状上皮化生，但非常罕见。患者既往的直肠腺癌未提及鳞状分化，因此从其中一个部位转移似乎不太可能。原发性唾液腺鳞状细胞癌很罕见，但在与来自其他部位（如口咽或肺）的转移性鳞状细胞癌进行鉴别诊断时应予以考虑。然而，背景中存在空泡化细胞，尤其是与上皮碎片密切相关的空泡化细胞，增加了腮腺高级别 MEC 的可能性。

参考文献

1. Al-Khafaji BM, Nestok BR, Katz RL. Fine-needle aspiration of 154 parotid masses with histologic correlation: ten-year experience at the University of Texas MD Anderson Cancer Center. *Cancer.* 1998;84(3):153–159.
2. Stewart CJ, MacKenzie K, McGarry GW, Mowat A. Fine-needle aspiration cytology of salivary gland: a review of 341 cases. *Diagn Cytopathol.* 2000;22(3):139–146.

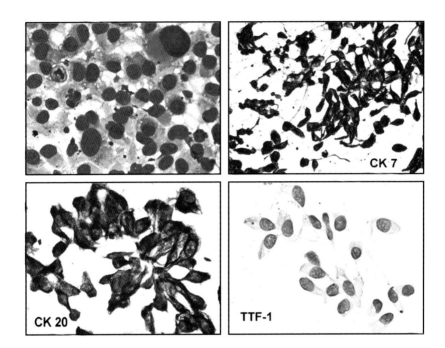

临床病史

女性，70 岁，既往有结肠腺癌远处转移病史，近期有高级别浸润性尿路上皮癌病史。胸膜下肺结节 FNA。

请选择最佳诊断

a. 转移性结肠腺癌

b. 转移性尿路上皮癌

c. 肺腺癌

d. 恶性间皮瘤

e. 反应性改变

答案及简要讨论

b. 转移性尿路上皮癌

这是一个细胞非常丰富且相对单一的标本。这些细胞非常松散，含有适量的细胞质，并有一个稍增大、偏心的细胞核。

这显然是一种非小细胞癌，但根据细胞形态学难以区分原发性肺腺癌、上皮样间皮瘤（鉴于其位于胸膜下）、转移性低分化结肠腺癌和转移性低分化尿路上皮癌。仅从细胞形态学角度来看，松散和相对圆形的细胞核（与柱状细胞和椭圆形细胞核不同）不符合转移性结肠腺癌。免疫组织化学染色可用于鉴别其他肿瘤。在本例中，肿瘤细胞的细胞角蛋白7（CK 7）和细胞角蛋白20（CK 20）呈阳性，钙视网膜蛋白和甲状腺转录因子-1（TTF-1）阴性。原发性肺腺癌的 CK 7 阳性，CK 20 阴性，TTF-1 阳性。尿路上皮癌中 GATA-3 通常呈阳性，但在肺腺癌和结肠腺癌中呈阴性。间皮瘤可能表达钙视网膜蛋白。

参考文献

1. Siddiqui MT, Seydafkan S, Cohen C. GATA3 expression in metastatic urothelial carcinoma in fine needle aspiration cell blocks. *Diagn Cytopathol*. 2014;42(9):809–815. doi:10.1002/dc.23131.
2. Gruver AM, Amin MB, Luthringer DJ. Selective immunohistochemical markers to distinguish between metastatic high-grade urothelial carcinoma and primary poorly differentiated invasive squamous cell carcinoma of the lung. *Arch Pathol Lab Med*. 2012;136(11):1339–1346.

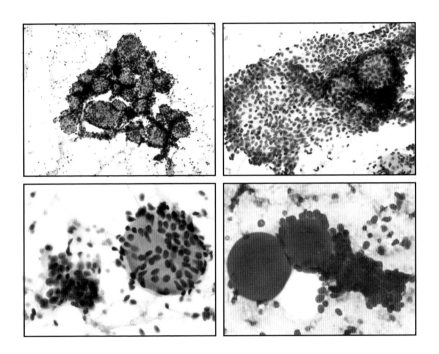

临床病史

男性，83 岁。左侧颈部肿块 FNA。

请选择最佳诊断

a. 腺样囊性癌

b. 多形性腺瘤

c. 细胞多形性腺瘤

d. 良性甲状腺滤泡上皮

e. 甲状腺腺瘤样结节

答案及简要讨论

a. 腺样囊性癌

　　这些典型的细胞涂片可见小的基底样细胞碎片，细胞核淡染，细胞质很少。此外，还有大量的无细胞小球。这些小球在局部被基底样细胞包围。尽管未说明该会诊病例标本的确切解剖位置，但几乎可以肯定其为唾液腺肿瘤。

　　如果仅查看此涂片中的细胞形态，将会对恶性肿瘤的诊断犹豫不决，因为细胞核极其淡染，几乎无恶性特征。本例诊断的关键是无细胞小球，其 Diff-Quik 染色呈亮品红色，巴氏染色呈淡绿色，这是腺样囊性癌的特征。

参考文献

1. Kapadia SB, Dusenbery D, Dekker A. Fine needle aspiration of pleomorphic adenoma and adenoid cystic carcinoma of salivary gland origin. *Acta Cytol*. 1997;41(2):487–492.
2. Nagel H, Hotze HJ, Laskawi R, Chilla R, Droese M. Cytologic diagnosis of adenoid cystic carcinoma of salivary glands. *Diagn Cytopathol*. 1999;20(6):358–366.

案例
23

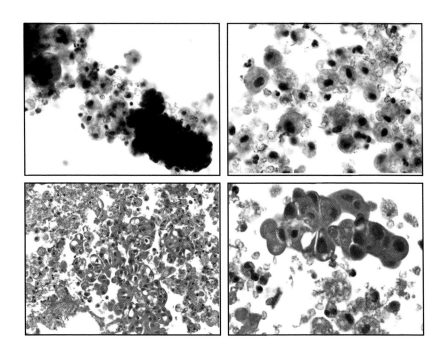

临床病史

女性，58 岁。吸出的卵巢囊肿液。

请选择最佳诊断

a. 良性卵巢滤泡囊肿

b. 子宫内膜异位症

c. 畸胎瘤

d. 腺癌

e. 淋巴瘤

答案及简要讨论

d. 腺癌

标本含有大量空泡化细胞，其中一些似乎是含铁血黄素巨噬细胞，以及非典型上皮的散在碎片，在细胞块标本上最为明显。

当检查细胞离心沉淀物时，它们似乎主要由空泡化细胞和许多含铁血黄素巨噬细胞组成。这些空泡化细胞的存在增加了单纯性功能性囊肿的可能性；然而，本例患者 58 岁，且该卵巢囊肿非常大。尽管患者年龄较大，但卵巢囊肿内存在含铁血黄素巨噬细胞增加了子宫内膜异位症的可能性。然而，本病例未发现明显的良性子宫内膜样上皮和间质，无法明确诊断子宫内膜异位症。相反，细胞块标本上有多个明显异型的上皮碎片。这些上皮碎片明显具有腺性，并具有与腺癌一致的显著核异型性。切除肿物后，证实为分化良好的卵巢子宫内膜样癌。有趣的是，该癌似乎来源于子宫内膜异位囊肿。

参考文献

1. Martinez-Onsurbe P, Ruiz Villaespesa A, Sanz Anquela JM, Valenzuela Ruiz PL. Aspiration cytology of 147 adnexal cysts with histologic correlation. *Acta Cytol*. 2001;45(6):941–947.
2. Mulvany NJ. Aspiration cytology of ovarian cysts and cystic neoplasms. A study of 235 aspirates. *Acta Cytol*. 1996;40(5):911–920.

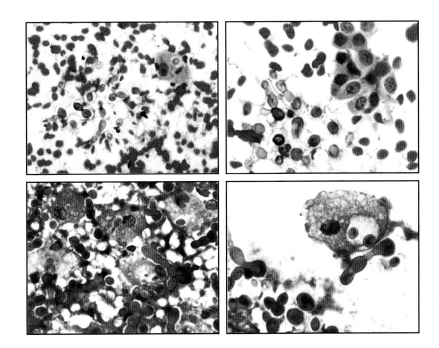

临床病史

　　男性，30岁，HIV感染者。经支气管肺FNA。

请选择最佳诊断

　　a. 组织胞浆菌病
　　b. 隐球菌病
　　c. 念珠菌病
　　d. 芽生菌病
　　e. 淀粉颗粒

答案及简要讨论

b. 隐球菌病

该标本中可见大量直径为 5 ～ 10 μm 的结构，外周透明，局部似乎正在出芽。

这些结构的形态学外观表明它们是酵母。细胞外的位置和大小排除了组织胞浆菌病。这些结构的圆形特点和出芽增加了芽生菌病的可能性。然而，酵母太小，出芽主要集中在颈部狭窄处。隐球菌的另一个特征是酵母的大小不一。这些特征和酵母周围的荚膜最符合隐球菌病。微生物培养证实了这种形态学印象。黏蛋白胭脂红染色是隐球菌荚膜的特异性染色。

参考文献

1. Silverman JF. Inflammatory and neoplastic processes of the lung: differential diagnosis and pitfalls in FNA biopsies. *Diagn Cytopathol*. 1995;13(5):448–462.
2. Silverman JF, Johnsrude IS. Fine needle aspiration cytology of granulomatous cryptococcosis of the lung. *Acta Cytol*. 1985;29(2):157–161.

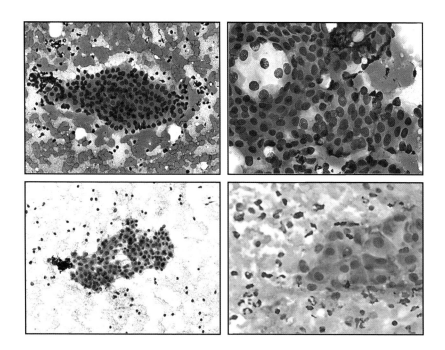

临床病史

女性，52 岁。腮腺肿块 FNA。

请选择最佳诊断

a. 潴留囊肿伴鳞状上皮化生
b. 淋巴上皮囊肿
c. 沃辛瘤
d. 黏液表皮样癌（MEC）
e. 转移性鳞状细胞癌

答案及简要讨论

c. 沃辛瘤

这些涂片背景中含有大量无细胞蛋白质物质，以及散在的单个淋巴细胞和淋巴缠结。此外，还存在散在的上皮碎片。这些上皮碎片含有大而圆的细胞核，中央核仁明显，胞质颗粒丰富，表明嗜酸细胞分化。

蛋白质物质和散在淋巴细胞增加了囊性病变的可能性，可能是单纯性潴留囊肿或（如果是 HIV 感染者）良性淋巴上皮囊肿。然而，上皮碎片具有嗜酸细胞的典型外观。因此，嗜酸细胞上皮和背景中的淋巴细胞和蛋白质碎片提示诊断沃辛瘤。其他应考虑的囊性病变包括 MEC 和转移性鳞状细胞癌；然而，这两种病变中鳞状上皮内的异型性比本例所见的更明显。仅存在局灶性嗜酸细胞不足以诊断沃辛瘤，因为嗜酸细胞瘤和局灶性嗜酸细胞化生可发生于多形性腺瘤等病变中。

记住沃辛瘤的另一个名称很有用，即淋巴瘤性乳头状囊腺瘤。

参考文献

1. Parwani AV, Ali SZ. Diagnostic accuracy and pitfalls in fine-needle aspiration interpretation of warthin tumor. *Cancer*. 2003;99(3):166–171.
2. Mukunyadzi P. Review of fine-needle aspiration cytology of salivary gland neoplasms, with emphasis on differential diagnosis. *AJCP*. 2002;118(suppl):S100–S115.

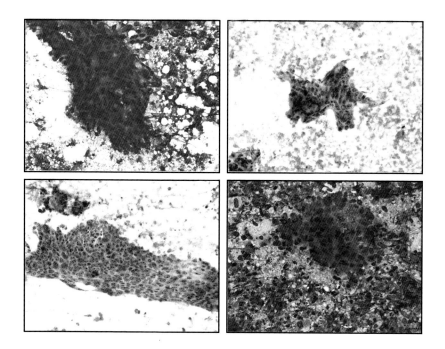

临床病史

女性，51 岁。肺 FNA。

请选择最佳诊断

a. 非典型支气管上皮

b. 具有细支气管肺泡特征的癌

c. 小细胞癌

d. 转移性腺癌，最符合结肠原发性

e. 类癌

答案及简要讨论

d. 转移性腺癌，最符合结肠原发性

　　这些涂片中可见大量散在的、中等大小的上皮碎片。碎片包含具有大的多形性椭圆形核的细胞，核仁明显。这些碎片具有明显的无序性。

　　由于具有多形性和无序性，这些上皮碎片明显代表恶性肿瘤。在某些区域，它们呈柱状，细胞核呈明显的栅栏状，顶端细胞质中等。虽然在一些原发性肺癌中可以看到这种明显的柱状外观，但与该患者患有的胃肠道转移性癌最一致。

参考文献

1. Cameron SEH, Andrade RS, Pambuccian SE. Endobronchial ultrasound-guided transbronchial needle aspiration cytology: a state of the art review. *Cytopathology*. 2010;21(1):6–26.

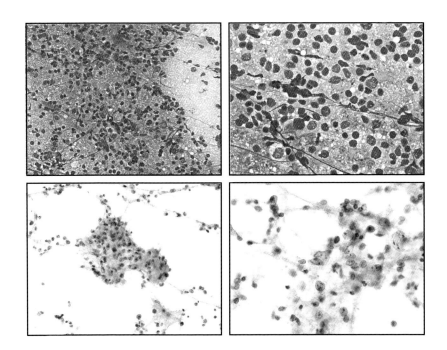

临床病史

男性，58 岁。大脑额叶肿块 FNA。

请选择最佳诊断

a. 转移性小细胞癌

b. 高级别胶质瘤

c. 肉芽肿性炎症

d. 大细胞淋巴瘤

e. 少突胶质细胞瘤

答案及简要讨论

d. 大细胞淋巴瘤

这是一种典型的细胞标本，由小的松散内聚的不规则组织碎片／聚集体和大量单细胞组成。单个细胞主要为裸核，或表现为 N/C 比值非常高的细胞。细胞核比成熟的淋巴细胞大，局部有明显的核仁。背景中还可见少量反应性胶质细胞。

在低倍镜下，可见存在大的、不规则的多形性细胞核，这增加了多形性胶质母细胞瘤的可能性。然而，对单细胞进行更仔细的观察发现，它们很可能是淋巴来源的。基于独特的单细胞模式的另一种可能性是转移性小细胞癌；然而，染色质并未表现出神经内分泌细胞的特点。本例还应考虑炎性病变；然而，细胞结构和相对单一的细胞群不支持这一观点。流式细胞术免疫表型分型显示为单克隆 B 细胞表型，免疫球蛋白轻链 Kappa 型阳性，还表达活化标志物 CD71。综合形态学和免疫表型，提示为高级别 B 细胞淋巴瘤。

参考文献

1. Seliem RM, Assaad MW, Gorombey SJ, Moral LA, Kirkwood JR, Otis CN. Fine-needle aspiration biopsy of the central nervous system performed freehand under computed tomography guidance without stereotactic instrumentation. *Cancer*. 2003;99(5):277–284.
2. Silverman JF, Timmons RL, Leonard JR III, et al. Cytologic results of fine-needle aspiration biopsies of the central nervous system. *Cancer*. 1986;58(5):1117–1121.

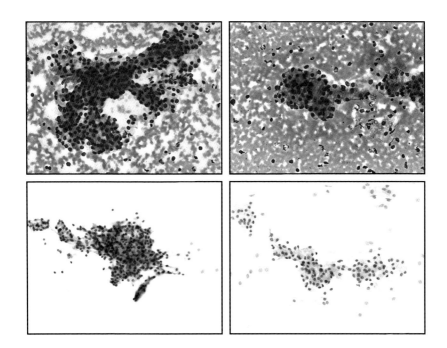

临床病史

女性，13 岁。腮腺 FNA。

请选择最佳诊断

　　a. 多形性腺瘤

　　b. 沃辛瘤

　　c. 良性腺泡组织

　　d. 腺泡细胞癌

　　e. 嗜酸细胞瘤

答案及简要讨论

d. 腺泡细胞癌

该细胞标本可见大量聚集的组织碎片，伴有完整细胞和少量散在的裸核。肿瘤细胞较大，细胞质丰富，从透明到粗颗粒不等。细胞核为圆形，大小非常一致。部分细胞有明显的核仁。背景呈模糊的颗粒状。

本例的细胞形态学特征与腺泡细胞癌一致。腺泡细胞癌细胞通常表现为小而均匀的细胞核，可能与良性腺泡组织混淆。缺乏分叶状的"葡萄串"样外观、标本的细胞结构以及存在裸核和细胞碎片，表明不支持良性组织。组织碎片常伴有裸核，可能被误认为是淋巴细胞（导致误诊为沃辛瘤）。还应考虑嗜酸细胞肿瘤，但与嗜酸细胞典型的细颗粒细胞质相比，细胞质的特征更符合腺泡细胞的酶原颗粒。

参考文献

1. Nagel H, Laskawi R, Buter JJ, Schroder M, Chilla R, Droese M. Cytologic diagnosis of acinic-cell carcinoma of salivary glands. *Diagn Cytopathol*. 1997;16(5):402–412.
2. Stewart CJ, MacKenzie K, McGarry GW, Mowat A. Fine-needle aspiration cytology of salivary gland: a review of 341 cases. *Diagn Cytopathol*. 2000;22(3):139–146.

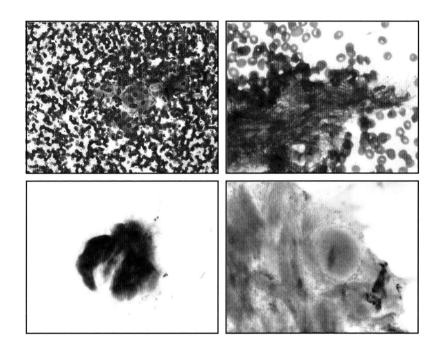

临床病史

男性，51岁，有痛风病史，累及大脚趾，但未累及膝关节。髌前肿块（4 cm）FNA。

请选择最佳诊断

    a. 淀粉样结节

    b. 符合痛风的改变

    c. 炎性肌成纤维细胞瘤

    d. 肉瘤的非典型细胞令人担忧

    e. 伴脓肿形成的放线菌

答案及简要讨论

b. 符合痛风的改变

该涂片显示散在的单核和多核组织细胞，伴有针状晶体聚集体。还可见罕见的成纤维细胞和炎症细胞。

这些发现与痛风石一致。目前已报告了多例酷似软组织肿瘤的大痛风石患者。在这种情况下，FNA 检查可能避免不必要的手术。淀粉样物质是另一种细胞外物质，可大量沉积并在临床上类似肿瘤。淀粉样沉积物为边界清楚的不规则碎片，可能呈扇形或直线形。

参考文献

1. Bhadani PP, Sah SP, Sen R, Singh RK. Diagnostic value of fine needle aspiration cytology in gouty tophi: a report of 7 cases. *Acta Cytol*. 2006;50(1):101–104.
2. Nicol KK, Ward WG, Pike EJ, Geisinger KR, Cappellari JO, Kilpatrick SE. Fine-needle aspiration biopsy of gouty tophi: lessons in cost-effective patient management. *Diagn Cytopathol*. 1997;17(1):30–35.

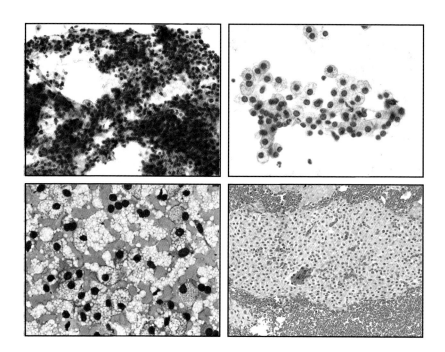

临床病史

女性，75 岁。肾上腺肿块（2.8 cm）FNA。

请选择最佳诊断

a. 良性囊肿液

b. 血管平滑肌脂肪瘤

c. 嗜铬细胞瘤

d. 转移性腺癌

e. 肾上腺皮质肿瘤

答案及简要讨论

e. 肾上腺皮质肿瘤

这是一份含有单一肿瘤细胞群的细胞标本。细胞以松散的细胞碎片、细胞簇和单个细胞的形式存在。部分区域可见裸核。细胞边界清楚，有明显的细胞质空泡化。未见明显核仁。在细胞块标本上，细胞以实体 / 小梁生长模式排列，未观察到腺体形成。未发现有丝分裂象或坏死。

肾上腺皮质肿瘤起源于肾上腺皮质组织，由类似于以下 3 层细胞中的任何一层组成：球状带、束状带和网状带。肾上腺皮质腺瘤边界清楚，常被偶然发现，大多数无功能。仅根据 FNA 检查不能区分肾上腺皮质腺瘤和肾上腺皮质癌，尽管小病变（＜ 5 cm）极罕见为癌。在本例中，没有提示转移性腺癌的特征（如腺体形成或存在黏蛋白），且转移癌常为双侧，肺是最常见的原发部位。由于肾与肾上腺位置非常接近，考虑到多种细胞形态学特征存在重叠，应始终注意排除肾细胞癌。然而，本例缺乏明显的核仁，不支持肾细胞癌。当有细胞块标本时，肾上腺皮质肿瘤可能表现出对抑制素、Melan-A、SF-1 和突触小泡蛋白的免疫反应性，但嗜铬粒蛋白和 S-100 蛋白呈阴性。

参考文献

1. Lloyd RV. Adrenal cortical tumors, pheochromocytomas and paragangliomas. *Mod Pathol.* 2011;24(suppl 2):S58–S65.
2. Stelow EB, Debol SM, Stanley MW, Mallery S, Lai R, Bardales RH. Sampling of the adrenal glands by endoscopic ultrasound-guided fine-needle aspiration. *Diagn Cytopathol.* 2005;33(1):26–30.

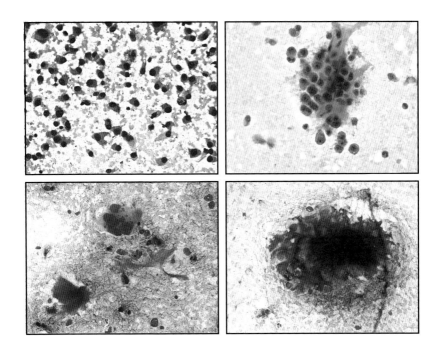

临床病史

女性，22岁。右侧股骨远端病变FNA。

请选择最佳诊断

a. 转移性肾细胞癌

b. 转移性黑色素瘤

c. 骨巨细胞瘤

d. 浆母细胞淋巴瘤

e. 骨肉瘤

答案及简要讨论

c. 骨肉瘤

在低倍镜下，涂片由分散的松散细胞组成，以浆细胞样细胞为主。细胞质呈嗜碱性，呈空泡化。巴氏染色可见明显的核仁。总体而言，核多形性明显，可见部分多核细胞。Diff-Quik 染色呈品红色基质材料，部分区域较致密；这是一种无序的恶性类骨质，是成骨性骨肉瘤的一个决定性特征。该特征和临床情况倾向于骨肉瘤。

成骨性骨肉瘤占常规骨肉瘤的 50%，而常规骨肉瘤占所有骨肉瘤的 90%。成骨性骨肉瘤亚型的预后意义尚不清楚。在一项病例系列研究中，患者平均年龄为 17 岁，男女比例为 4：3。在老年患者中，转移性骨肿瘤比原发性骨肿瘤更常见，通过 FNA 通常很容易诊断。FNA 检查鉴别原发性骨肿瘤更具挑战性，而明确诊断通常在很大程度上依赖于组织学和影像学检查。

参考文献

1. Sathiyamoorthy S, Ali SZ. Osteoblastic osteosarcoma: cytomorphologic characteristics and differential diagnosis on fine-needle aspiration. *Acta Cytol.* 2012;56(5):481–486.
2. White VA, Fanning CV, Ayala AG, Raymond AK, Carrasco CH, Murray JA. Osteosarcoma and the role of fine needle aspiration. A study of 51 cases. *Cancer.* 1988;62(6):1238–1246.

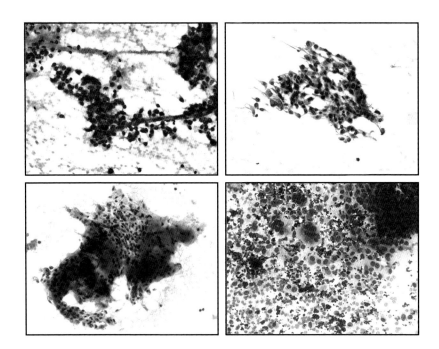

临床病史

女性，39岁。右侧膝关节后肿块（5.2 cm）FNA。

请选择最佳诊断

a. 腱鞘巨细胞瘤

b. 软骨母细胞瘤

c. 转移性腺癌

d. 转移性黑色素瘤

e. 色素沉着绒毛结节性滑膜炎（PVNS）

答案及简要讨论

e. 色素沉着绒毛结节性滑膜炎（PVNS）

该病变主要由圆形和梭形细胞组成，细胞核淡染、偏心。细胞质呈颗粒状，偶见空泡状。细胞以碎片和单细胞的形式存在。还可见多核巨细胞，其含有与周围单细胞相同的规则、圆形和淡染的细胞核。巴氏染色可见绿棕色细胞质色素。一些细胞碎片与细胞基质或血管密切有关。

PVNS 起源于关节的滑膜内衬，通常表现为单侧膝关节肿块。尽管其命名可能引起误解，但 PVNS 被认为是一种肿瘤形成过程，由多核巨细胞和伴随的单核细胞组成，在形态学上与腱鞘巨细胞瘤有许多相似之处。肿瘤细胞来源于组织细胞，对 CD68 具有免疫反应性，且常含有色素。虽然 PVNS 被认为是一种良性肿瘤，但它可能具有局部侵袭性，并可能侵蚀到下方的骨；局部复发并不少见。

参考文献

1. Dorwant RH, Genant HK, Johnston WH, Morris JM. Pigmented villonodular synovitis of synovial joints: clinical, pathologic, and radiologic features. *Am J of Roent.* 1984;143(4):877–885.
2. Khalbuss WE, Parwani AV. Cytopathology of Soft Tissue and Bone Lesions Containing Giant Cells. *Cytopathology of Soft Tissue and Bone Lesions, Essentials in Cytopathology.* 2011;11–40.

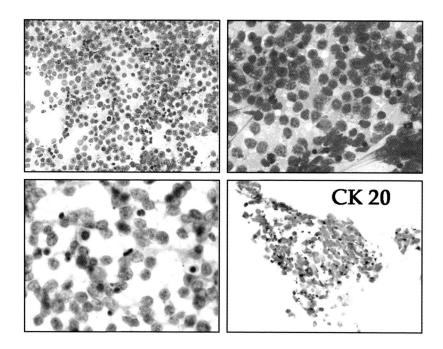

临床病史

女性，54 岁。左前臂肿块 FNA。

请选择最佳诊断

a. 高级别淋巴瘤

b. 软骨样汗管瘤

c. 表皮包涵体囊肿伴反应性异型性

d. 梅克尔细胞癌（MCC）

e. 黑色素瘤

答案及简要讨论

d. 梅克尔细胞癌（MCC）

该 FNA 标本可见明显为恶性细胞的单细胞群。细胞的 N/C 比值升高，细胞质很少，染色质均匀、细小。细胞松散聚集，有大量有丝分裂象和凋亡象。CK20 免疫染色可见核周"点状"阳性。

上述细胞形态学特征和免疫学特征可用于诊断 MCC。基于形态学，还应考虑高级别淋巴瘤和原发性肺小细胞癌转移。MCC 是一种罕见的侵袭性皮肤恶性肿瘤，主要发生于老年白人。该肿瘤被认为是由位于表皮基底层的梅克尔细胞引起的，并可能在机械性刺激感受中发挥作用。MCC 可能难以与其他"小蓝细胞"肿瘤区分开，因此，应使用免疫组织化学染色。在本例中观察到的核周点状阳性是 MCC 的典型表现。

参考文献

1. al-Kaisi NK. Fine-needle aspiration cytology of a metastatic Merkel-cell carcinoma. *Diagn Cytopathol.* 1991;7(2):184–188.
2. Bechert CJ, Schnadig V, Nawgiri R. The Merkel cell carcinoma challenge: a review from the fine needle aspiration service. *Cancer Cytopathol.* 2013;121(4):179–188.

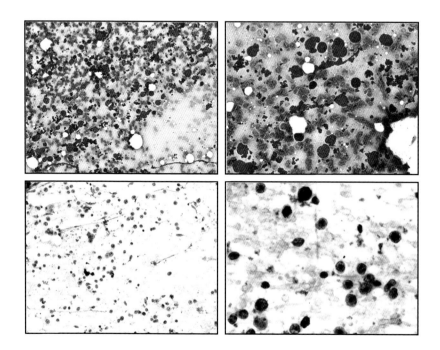

临床病史

女性，77 岁，患有腹部淋巴结病和累及胰头的肿块。腹膜后淋巴结 FNA。

请选择最佳诊断

    a. 印戒细胞癌

    b. 弥漫大 B 细胞淋巴瘤

    c. 小细胞癌

    d. 腺泡细胞癌

    e. 慢性胰腺炎

答案及简要讨论

b. 弥漫大 B 细胞淋巴瘤

该涂片中细胞数量中等，可见单一的非典型大淋巴细胞群。细胞核形状存在中度变异，染色质呈聚集和透明状。许多细胞有明显的核仁。可辨别的细胞质很少。

该涂片的细胞形态学特征符合弥漫大 B 细胞淋巴瘤。鉴别诊断包括低分化癌和黑色素瘤。癌中存在聚集物和组织碎片，黑色素瘤中存在色素颗粒，这些特征均有助于鉴别。随后的组织学检查证实了细胞学诊断。

参考文献

1. Nayer H, Weir EG, Sheth S, Ali SZ. Primary pancreatic lymphomas: a cytopathologic analysis of a rare malignancy. *Cancer*. 2004;102(5):315–321.
2. Volmar KE, Routbort MJ, Jones CK, Xie HB. Primary pancreatic lymphoma evaluated by fine-needle aspiration: findings in 14 cases. *AJCP*. 2004;121(6):898–903.

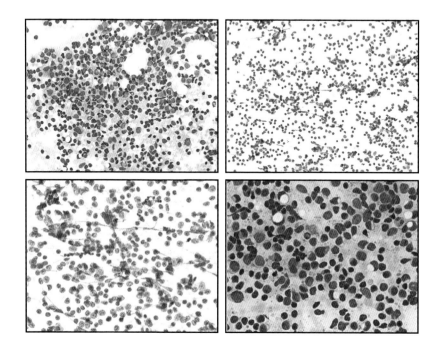

临床病史

男性，43 岁。颈部淋巴结 FNA。

请选择最佳诊断

a. 滤泡增生

b. 霍奇金淋巴瘤

c. 恶性淋巴瘤，低级别滤泡细胞型

d. 恶性淋巴瘤，大 B 细胞型

e. 转移性小细胞癌

答案及简要讨论

c. 恶性淋巴瘤，低级别滤泡细胞型

涂片中细胞数量中等，主要由单个淋巴细胞组成。尽管该细胞群中存在一些多形性，但绝大多数细胞似乎由核膜异常的中等大小的细胞组成。

该淋巴结涂片可能会被认为是反应性过程，但单一且中等大小的细胞群以及核膜异常表明这是一种淋巴组织增生性疾病。通过流式细胞术进行的免疫表型分型显示 B 细胞群异常，表现为 λ 轻链限制性表达，以及 CD19、CD20 和 CD10 呈阳性。该异常细胞群 CD5 呈阴性。这种形态学特点和免疫表型提示 B 细胞型恶性淋巴瘤，可能为滤泡中心细胞起源。缺乏高级别细胞形态学特征且活化标志物 CD71 仅呈弱表达，表明为低级别恶性淋巴瘤。

参考文献

1. Young NA. Grading follicular lymphoma on fine-needle aspiration specimens—a practical approach. *Cancer.* 2006;108(1):1–9.

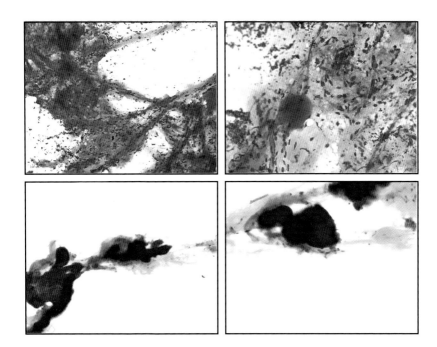

临床病史

　女性，72 岁，左肩疼痛并发现有一个软组织肿块（3.0 cm）。影像学检查显示病变累及肩胛下区的肌肉和软组织，边缘浸润。患者既往体健，无恶性肿瘤病史。

请选择最佳诊断

　　a. 结节性筋膜炎

　　b. 黏液性脂肪肉瘤

　　c. 弹力纤维瘤

　　d. 缺血性筋膜炎

　　e. 脂肪瘤

答案及简要讨论

c. 弹力纤维瘤

　　该涂片中细胞数量中等，背景可见呈淡染的梭形细胞，伴有无细胞胶原束和较疏松的黏液样区域。此外，Diff-Quik 染色标本上可见奇怪的线性和球状结构。无异型性和坏死。

　　细胞学检查结果符合背部弹力纤维瘤（EFD）。EFD 可能是一种反应性疾病，具有明显的临床和影像学特征。通常发生于老年女性的肩胛骨下缘附近。目前已报道的细胞形态学特征包括细胞数量中等，由淡染的梭形细胞、无细胞胶原蛋白、明显的线性（被称为"辫子"和"蕨叶"）和球状弹力纤维组成。组织学随访证实了细胞学诊断。

参考文献

1. Domanski HA. Fine-needle aspiration of ganglioneuroma. *Diagn Cytopathol*. 2005;32(6):363–366.
2. Domanski HA. Elastic fibers in elastofibroma dorsi by fine-needle aspiration. *Diagn Cytopathol*. 2013;42(7):609–611.

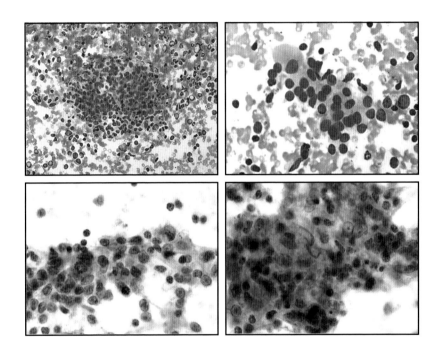

女性，41岁，颈部"胀痛"数年，感到"神经紧张和神经过敏"数天，偶有失眠，且排便频繁（每天5～7次）。患者否认情绪激动。超声引导下甲状腺FNA。

   a. 腺瘤样结节

   b. 可疑滤泡性肿瘤

   c. 乳头状癌

   d. 髓样癌

   e. 淋巴细胞性甲状腺炎

答案及简要讨论

e. 淋巴细胞性甲状腺炎

在低倍镜下，涂片可见大量细胞聚集体和单细胞。高倍镜显示混合淋巴细胞群分散在许特莱细胞（Hurthle 细胞）中。Hurthle 细胞具有大的圆形细胞核、明显的核仁、丰富的细胞质和罕见的有丝分裂象。

大量聚集的淋巴细胞群高度提示炎症病变；病灶不典型且伴有明显炎症背景时，诊断癌性病变应谨慎。在腺瘤样结节中，胶质与上皮的比值明显更高。在滤泡性肿瘤中，可见更多的上皮细胞排列在微滤泡中，而没有在本例中所观察到的炎性成分。髓样癌通常含有大量细胞，其具有神经内分泌［"椒盐粒（salt-and-pepper）"］核，偶见浆细胞样和梭形特征，以及相关的淀粉样物质。随后的甲状腺切除术显示多结节性增生伴慢性淋巴细胞性甲状腺炎（桥本甲状腺炎）。

参考文献

1. Harvey AM, Truong LD, Mody DR. Diagnostic pitfalls of hashimoto's/lymphocytic thyroiditis on fine-needle aspirations and strategies to avoid overdiagnosis. *Acta Cytol*. 2012;56(4):352–360.
2. Baloch ZW, Cibas ES, Clark DP, et al. The national cancer institute thyroid fine needle aspiration state of the science conference: a summation. *CytoJournal*. 2008;5(1):6.

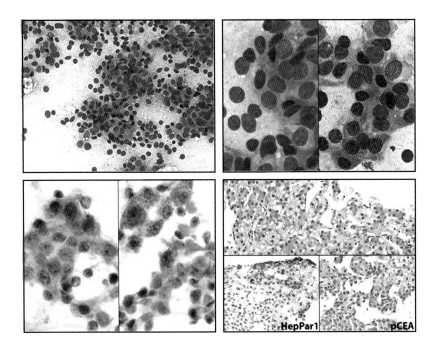

临床病史

女性，23 月龄。1 周前出现烦躁不安、进食减少，偶尔出现非出血性、非胆汁性呕吐，且诉疼痛加剧。腹部 CT 显示有一个 14 cm 的肝肿块。胸部 CT 显示多个小的肺结节，最大直径 5 mm。超声引导下肝 FNA。

请选择最佳诊断

a. 局灶性结节增生
b. 肝腺瘤
c. 肝母细胞瘤
d. 肝细胞癌（HCC）
e. 淋巴瘤

答案及简要讨论

c. 肝母细胞瘤

该标本中细胞数量较多，由大量组织碎片组成，背景中可见散在的单细胞。可见两个细胞学特征不同的细胞群。第一个细胞群的细胞具有大而圆的细胞核，单个明显的核仁，胞质颗粒多，N/C 比值高。第二个细胞群的细胞较小，具有更高的 N/C 比值，以及深染且无核仁的细长核。每个细胞群中的细胞相对均匀（即多形性不显著）。组织核心可见模糊的小梁结构，细胞对 HepPar1 具有免疫反应性。

肝母细胞瘤是儿科常见的肝恶性肿瘤。肝母细胞瘤通常分为两类：上皮性和上皮-间充质混合瘤。上皮成分由不同比例的细胞组成，这些细胞具有胚胎特征（在本例的较小细胞中可见）或胎儿特征（在本例的较大细胞中可见）。其他不太常见的变异包括间变性小细胞和巨大的骨小梁。鉴别诊断时需要排除的一个重要实体是 HCC。倾向于肝母细胞瘤的特征包括化生成分（类骨质）和髓外造血。提示 HCC 的特征包括显著的多形性和巨细胞。

参考文献

1. Wakely PE Jr, Silverman JF, Geisinger KR, Frable WJ. Fine needle aspiration biopsy cytology of hepatoblastoma. *Mod Pathol.* 1990;3(6):688–693.
2. Weir EG, Ali SZ. Hepatoblastoma: cytomorphologic characteristics in serious cavity fluids. *Cancer.* 2002;96(5):267–274.

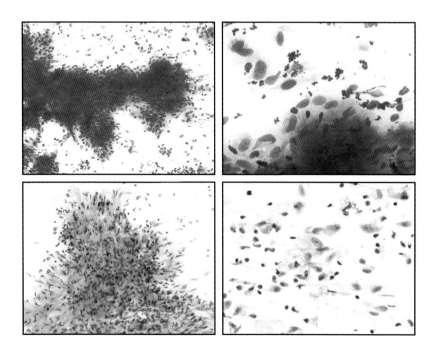

临床病史

男性,35岁。胸壁肿块（1.8 cm）FNA。患者发现肿块6个月，肿块大小无明显变化。在垒球比赛中被球击中后，病变迅速进展。病变未引起症状，但触诊时有轻微压痛。影像学检查可见边界清楚的软组织肿块，未累及邻近肋骨。

请选择最佳诊断

a. 恶性纤维组织细胞瘤

b. 黏液性脂肪肉瘤

c. 结节性筋膜炎（NF）

d. 增生性肌炎

e. 软骨肉瘤

答案及简要讨论

c. 结节性筋膜炎（NF）

该涂片可见大量细胞，由异染性黏液样背景中的单细胞、组织碎片和松散聚集体组成。组织碎片随意排列，呈"组织培养"的外观。细胞轮廓不一致。有些细胞是梭形的，而其他细胞形状则更像卵圆形。细胞核呈圆形至椭圆形，轮廓光滑，核仁小而明显。

上述特征结合临床病史可诊断 NF。本病例的关键是识别反应性/修复性外观，而不是将其错误地归类为肉瘤。NF 易被误认为恶性肿瘤。尽管其性质（肿瘤性 *vs.* 反应性）尚存争议，但其生物学行为是良性的。

参考文献

1. Dahl I, Akerman M. Nodular fasciitis a correlative cytologic and histologic study of 13 cases. *Acta Cytol*. 1981;25(3):215–223.
2. Stanley MW, Skoog L, Tani EM, Horwitz CA. Nodular fasciitis: spontaneous resolution following diagnosis by fine-needle aspiration. *Diagn Cytopathol*. 1993;9(3):322–324.

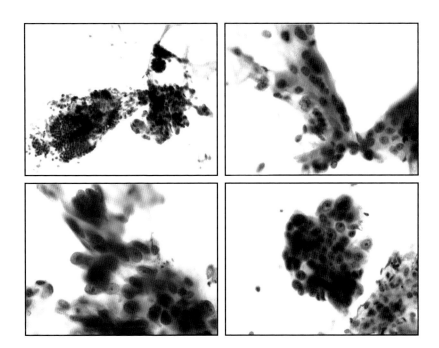

临床病史

    黑人女性，77 岁。胰管刷检。

请选择最佳诊断

    a. 反应性导管上皮

    b. 导管内乳头状黏液性肿瘤

    c. 腺癌

    d. 胰腺神经内分泌肿瘤

    e. 实性假乳头状瘤

答案及简要讨论

c. 腺癌

这些细胞学图像包含多种细胞类型，包括正常导管上皮和散在的不规则组织碎片，其中包含细胞核明显增大、核多形性和有明显核仁的细胞。

在处理其他方面正常的胆道或胰管刷检标本中的局灶性异型性时，谨慎取样非常重要。这些患者常出现黄疸，放置支架而导致鳞状上皮化生，伴明显的反应性异型性。然而，本例中似乎存在两种不同的细胞群，一种具有完全良性的蜂窝状外观，另一种为明显非典型的细胞核增大和多形性细胞群。在本例中，腺癌的诊断相对简单。虽然根据已有的临床信息，这很可能是胰腺腺癌，但高级别肝外胆管癌可能有类似特征。

参考文献

1. Bellizzi AM, Stelow EB. Pancreatic cytopathology: a practical approach and review. *Arch Pathol Lab Med.* 2009;133(3):388–404.

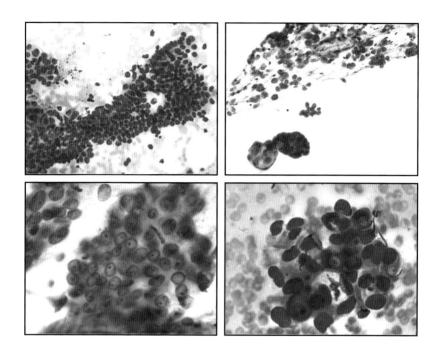

临床病史

　　白人男性，58 岁。超声引导下肺部肿块 FNA。

请选择最佳诊断

　　a. 具有细支气管肺泡特征的腺癌

　　b. 间皮瘤

　　c. 转移性乳头状肾细胞癌

　　d. 鳞状细胞癌

　　e. 转移性恶性黑色素瘤

答案及简要讨论

a. 具有细支气管肺泡特征的腺癌

这是一个典型的细胞数量较多的标本，含有大的非典型上皮碎片。这些碎片内的细胞含有增大的细胞核，伴有明显的核沟，偶见核内包涵体。

这显然是一种非小细胞型腺癌。它有一些有趣的特征，包括核沟和包涵体。在这种情况下，通过甲状腺球蛋白染色或血清甲状腺球蛋白水平排除甲状腺转移性乳头状癌很重要。此外，患者最有可能出现甲状腺结节和颈部腺病。常可见核内包涵体的原发性肺部肿瘤是具有细支气管肺泡特征的腺癌。有趣的是，甲状腺转录因子 -1 免疫组织化学染色对鉴别诊断没有帮助，因为甲状腺癌和原发性肺癌对这种转录因子均呈阳性。然而，甲状腺球蛋白可用于鉴别。本例患者的肿块切除标本发现浸润性中分化腺癌伴局灶性细支气管肺泡特征。

参考文献

1. Atkins KA. The diagnosis of bronchioloalveolar carcinoma by cytologic means. *AJCP*. 2004;122(1):14–16.
2. Auger M, Katz RL, Johnston DA. Differentiating cytological features of bronchioloalveolar carcinoma from adenocarcinoma of the lung in fine-needle aspirations: a statistical analysis of 27 cases. *Diagn Cytopathol*. 1997;16(3):253–257.

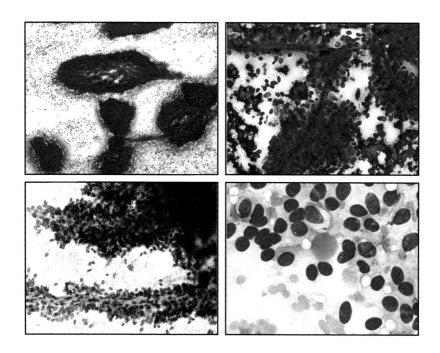

临床病史

女性，22岁。超声内镜引导下边界清楚且部分囊性的胰腺肿块（4 cm）FNA。

请选择最佳诊断

    a. 胰母细胞瘤

    b. 实性假乳头状瘤（SPN）

    c. 腺泡细胞癌

    d. 胰腺神经内分泌肿瘤（PanNET）

    e. 导管腺癌

答案及简要讨论

b. 实性假乳头状瘤（SPN）

该抽吸物标本细胞数量多，含有由多层相对均匀的肿瘤细胞组成的分支纤维血管核心。细胞核呈圆形至椭圆形，染色质分布均匀，可见小核仁。散在的透明小球与肿瘤细胞有关。

胰腺 SPN 是一种罕见的低级别肿瘤，通常见于年轻女性。任何有部分囊性胰腺肿块的年轻女性均应考虑该肿瘤。细胞内或细胞外的透明小球是特征性的，在其他原发性胰腺肿瘤中非常罕见。该肿瘤与 PanNET 在细胞形态上有显著重叠。免疫组织化学染色可用于鉴别，SPN 对 CD10、CD99 和 β -catenin 有免疫反应性。SPN 的组织发生一直存在争议，但超微结构和免疫组织化学证据支持其起源于具有双重（外分泌和内分泌）分化能力的原始胰腺上皮细胞。本例患者接受手术治疗，预后良好。

参考文献

1. Bardales RH, Centeno B, Mallery JS, et al. Endoscopic ultrasound-guided fine-needle aspiration cytology diagnosis of solid-pseudopapillary tumor of the pancreas: a rare neoplasm of elusive origin but characteristic cytomorphologic features. *AJCP*. 2004;121(5):654–662.
2. Pettinato G, Di Vizio D, Manivel JC, Pambuccian SE, Somma P, Insabato L. Solid-pseudopapillary tumor of the pancreas: a neoplasm with distinct and highly characteristic cytological features. *Diagn Cytopathol*. 2002;27(6):325–334.

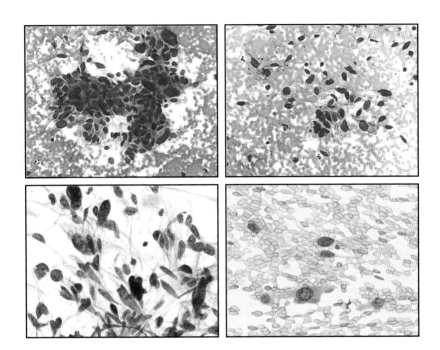

临床病史

男性，53 岁。阴囊肿块 FNA。

选择最佳诊断

a. 高级别肉瘤

b. 低分化癌

c. 恶性间皮瘤

d. 精原细胞瘤

e. 大 B 细胞淋巴瘤

答案及简要讨论

a. 高级别肉瘤

该抽吸物标本含有碎片和单个明显的非典型细胞。细胞以纺锤形细胞核为主，少数细胞核更圆。细胞核极具多形性。染色质致密且呈颗粒状。细胞质较苍白，呈纤维状。

这些特征可用于诊断恶性肿瘤。细胞形态与高级别肉瘤最相符。缺乏聚集性支持肿瘤细胞为非上皮来源。间皮瘤通常表现为更具聚集性、更圆（上皮样）的细胞。该患者有骨盆高级别平滑肌肉瘤病史。本例经鉴定符合复发性平滑肌肉瘤。

参考文献

1. Domanski HA, Akerman H, Rissler P, Gustafson P. Fine-needle aspiration of soft tissue leiomyo-sarcoma: an analysis of the most common cytologic findings and the value of ancillary techniques. *Diagn Cytopathol*. 2006;34(9):597–604.

案例 44

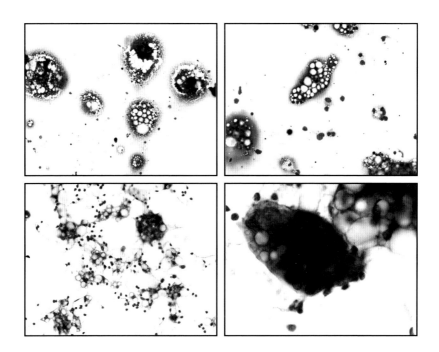

临床病史

女性，74岁。腋窝肿块 FNA。

请选择最佳诊断

a. 硅酮性淋巴结病
b. 脂肪肉瘤
c. 转移性乳腺癌
d. 非典型分枝杆菌感染
e. 冬眠瘤

答案及简要讨论

a. 硅酮性淋巴结病

该抽吸物标本显示大量多核巨细胞，伴有大的圆形空隙和相关淋巴细胞。巨噬细胞（图中所示）包含排列在其中一个核周围的线性洋红色包涵体。本例标本未见坏死。

这些发现符合硅酮性淋巴结病。临床上，该患者在 FNA 时接受了失败的硅酮乳房植入物。高倍镜图像中的线性洋红色包涵体提示在硅反应中可以看到的"小行星体"。脂肪坏死和乳晕下脓肿可产生与多核巨细胞类似的表现。脂肪坏死往往有较小的空泡，典型的乳晕下脓肿可吞噬组织细胞胞质中的鳞状细胞。

参考文献

1. Tabatowski K, Elson CE, Johnston WW. Silicone lymphadenopathy in a patient with a mammary prosthesis. Fine needle aspiration cytology, histology and analytical electron microscopy. *Acta Cytol*. 1990;34(1):10–14.
2. Tabatowski K, Sammarco GJ. Fine needle aspiration cytology of silicone lymphadenopathy in a patient with an artificial joint. A case report. *Acta Cytol*. 1992;36(4):529–532.

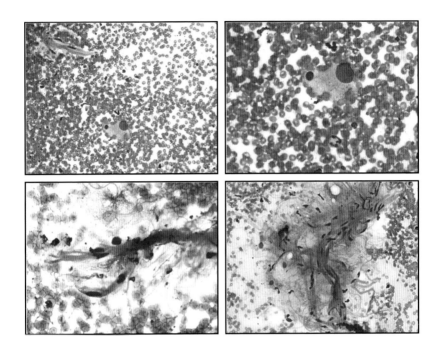

临床病史

男性，22 岁。腹膜后肿块（10 cm）FNA。

请选择最佳诊断

a. 脂肪肉瘤

b. 恶性周围神经鞘瘤（MPNST）

c. 具有良性特征的神经母细胞瘤

d. 节细胞神经瘤

e. 恶性黑色素瘤

答案及简要讨论

d. 节细胞神经瘤

该抽吸物标本显示淡染的梭形细胞，两头尖的波浪状细胞核镶嵌在异染色质中。偶可见含有大核仁的成熟神经节细胞。未发现坏死和显著的异型性。

在单个肿瘤中存在成熟的神经元成分和神经节细胞，可诊断节细胞神经瘤。尽管神经节细胞是神经母细胞瘤预后良好的表现，但本例无细胞学特征提示神经母细胞瘤。由于肿瘤所在部位，应考虑脂肪肉瘤，但该诊断同样没有细胞学支持。MPNST 可能具有神经特征以及恶性肿瘤的明显特征（坏死、严重异型性等。）

参考文献

1. Domanski HA. Fine-needle aspiration of ganglioneuroma. *Diagn Cytopathol*. 2005;32(6):363–366.
2. Yen H, Cobb CJ. Retroperitoneal ganglioneuroma: a report of diagnosis by fine-needle aspiration cytology. *Diagn Cytopathol*. 1998;19(5):385–387.

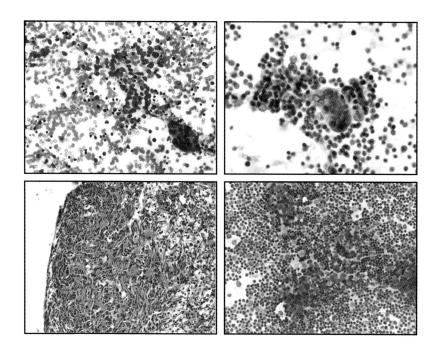

临床病史

女性，49 岁。前纵隔肿块 FNA。

请选择最佳诊断

a. 胸腺瘤

b. 淋巴瘤

c. 畸胎瘤

d. 小细胞癌

e. 类癌

答案及简要讨论

a. 胸腺瘤

　　该标本显示丰富的多形性淋巴样细胞群和上皮样细胞聚集体。虽然前纵隔肿块的鉴别诊断包括淋巴瘤，但此处存在的淋巴细胞通常很少，且具有一定多形性。上皮样细胞与这种淋巴样细胞混合的存在提示这可能是胸腺瘤。在本例中，免疫表型分型显示未成熟 T 细胞，CD3 在一定范围内表达，CD10 表达下降，CD1a、CD4、CD8 和 CD5 呈阳性。综上，这些结果符合胸腺瘤。

参考文献

1. Ali SZ, Erozan YS. Thymoma. Cytopathologic features and differential diagnosis on fine needle aspiration. *Acta Cytol*. 1998;42(4):845–854.

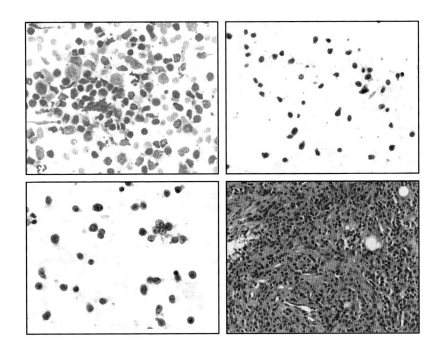

临床病史

男性，75岁，移植后状态。肾肿块 FNA 活检。

请选择最佳诊断

a. 伯基特淋巴瘤

b. 反应性淋巴增生

c. 肾细胞癌

d. 移植后淋巴增殖性疾病（PTLD）

e. 慢性排斥反应

答案及简要讨论

d. 移植后淋巴增殖性疾病（PTLD）

该标本以淋巴细胞为主。淋巴细胞增大，但呈多形性。

在肾移植情况下，移植肾中存在大量淋巴细胞增加了淋巴细胞增殖性疾病的可能性。尽管淋巴细胞群呈多形性，但以中大细胞为主表明这不仅是一个反应性过程。在 PTLD 中可见大量浆细胞样细胞。免疫表型分型未能识别出细胞种类。最终，对该病变进行了开放性活检，结果显示为单形性 PTLD 的浆细胞瘤样变异。在较大的免疫母细胞中，EB 病毒潜伏膜蛋白的免疫染色呈局灶阳性。原位杂交呈弥漫阳性。

参考文献

1. Subhawong AP, Subhawong TK, VandenBussche CJ, Siddiqui MT, Ali SZ. Lymphoproliferative disorders of the kidney on fine-needle aspiration: cytomorphology and radiographic correlates in 33 cases. *Acta Cytol.* 2013;57(1):19–25.
2. Gattuso P, Castelli MJ, Peng Y, Reddy VB. Posttransplant lymphoproliferative disorders: a fine-needle aspiration biopsy study. *Diagn Cytopathol.* 1997;16(5):392–395.

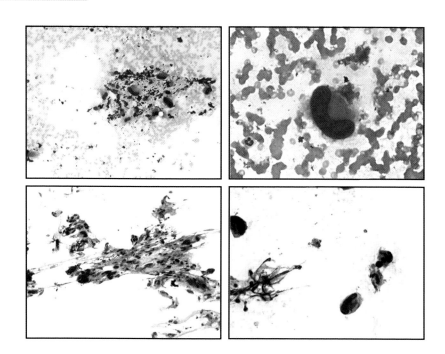

临床病史

男性，17 岁。肝肿块 FNA 活检。

请选择最佳诊断

    a. 转移性骨肉瘤

    b. 腺癌

    c. 肝母细胞瘤

    d. 肝细胞癌（HCC）

    e. 转移性黑色素瘤

答案及简要讨论

a. 转移性骨肉瘤

此标本含有散在的、大的非典型细胞，呈单个或小簇排列。细胞有大的多形性核，核仁明显，细胞质细腻。此外，背景中有局灶性无细胞异染基质。

这些细胞的多形性提示这是一种分化差的恶性肿瘤。细胞质为这些细胞的性质提供了一些线索。这些细胞含有丰富细腻的细胞质，细胞质中有细小的突起，从细胞核向外辐射。此外，其中一些细胞呈梭形，细胞质呈双极突起。这些特征提示肉瘤起源。此外，背景中有局灶性无细胞物质，提示骨样或软骨样基质。综上，这些发现提示转移性肉瘤，如骨肉瘤。相对年轻男性的肝FNA 标本中出现多形性恶性细胞也应考虑 HCC 中纤维板层癌的可能性，但本例标本并不完全符合该诊断。

参考文献

1. Collins BT, Cramer HM, Ramos RR. Fine needle aspiration biopsy of recurrent and metastatic osteosarcoma. *Acta Cytol*. 1998;42(2):357–361.
2. Domanski HA, Akerman M. Fine-needle aspiration of primary osteosarcoma: a cytological-histological study. *Diagn Cytopathol*. 2005;32(5):269–275.

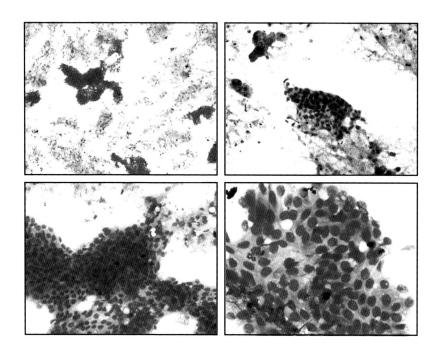

临床病史

男性，76 岁，有浸润性中分化结肠腺癌病史，近期发现胰腺肿块和多个肺结节。肝病变 FNA。

请选择最佳诊断

　　a. 肝细胞癌

　　b. 转移性腺癌，符合结肠原发性肿瘤

　　c. 转移性癌，符合胰腺原发性肿瘤

　　d. 低分化癌

　　e. 转移性神经内分泌肿瘤

答案及简要讨论

c. 转移性癌，符合胰腺原发性肿瘤

该标本含有大量坏死及散在的具有腺体特征的非典型上皮碎片。这些碎片内的细胞核较大且具有多形性。

该标本明显为肝转移性腺癌。主要问题是来源部位，因该患者有结肠直肠癌病史，且近期发现有胰腺肿块。免疫组织化学染色可以非常有效地解决这个问题。在本例中，肿瘤中 CK7 呈阳性，CK20、DPC-4 和甲状腺转录因子 -1 呈阴性。这些结果不符合原发性结肠癌的转移（CK20 和 CK7 均呈显著阳性）。尽管我们不愿做出第二原发性肿瘤的诊断，但免疫组织化学染色显示本例确实如此。

参考文献

1. Cibas ES, Ducatman BS. *Cytology: Diagnostic Principles and Clinical Correlates.* 4th ed. Philadelphia, PA: Saunders; 2014:388–394.

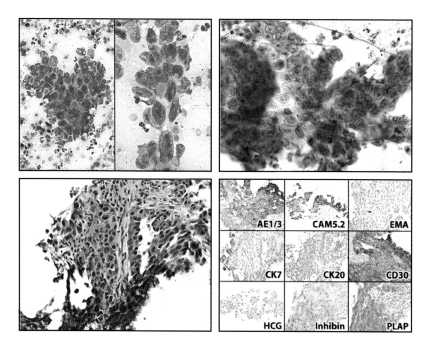

临床病史

男性，24 岁，表现为与进食无关的腹部隐痛。体格检查显示右侧睾丸增大，右侧锁骨上淋巴结增大。腹部 CT 显示门静脉周围、腹腔周围和主动脉区域存在巨大淋巴结病。胸部 CT 显示纵隔和锁骨上淋巴结病的多个区域。超声引导下右侧锁骨上淋巴结 FNA 及芯针穿刺活检。

请选择最佳诊断

　　a. 霍奇金淋巴瘤
　　b. 转移性胚胎性癌
　　c. 胸腺瘤
　　d. 横纹肌肉瘤
　　e. 大细胞淋巴瘤

答案及简要讨论

b. 转移性胚胎性癌

该抽吸物标本显示上皮碎片聚集，含有非常大的明显非典型细胞，这些细胞的 N/C 比值高，有明显的单个核仁，细胞拥挤，具有多形性、原始腺体或腺泡形成。没有证据表明有混合性炎症细胞背景。免疫组织化学染色显示对细胞角蛋白 AE1/3、CAM 5.2、CK7、CD30 和 PLAP 呈反应性。CK20、EMA、HCG 和抑制素的免疫染色均为阴性。

年轻患者有多个肿大淋巴结（可能是一个连续性改变）时，临床应考虑霍奇金淋巴瘤，但细胞角蛋白 AE1/3 和 CD30 的免疫反应性使胚胎性癌成为最可能的诊断。

参考文献

1. Stanley MW, Powers CN, Pitman MB, Korourian S, Bardales RH, Khurana K. Cytology of germ cell tumors: extragonadal, extracranial masses and intraoperative problems. *Cancer.* 1997;81(4):220–227.

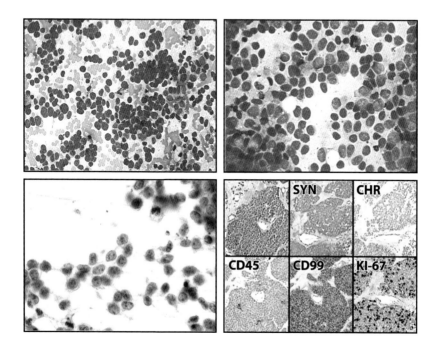

临床病史

    男性，11 岁，左侧小腿肿胀。患者报告 4 个月前患处被踢过，无持续疼痛或其他不适。体格检查显示左侧小腿肿胀，无淋巴结肿大。X 线片显示腓骨骨干骨质破坏区有一软组织肿块（7 cm）。超声引导下左侧小腿软组织肿块 FNA 及芯针穿刺活检。

请选择最佳诊断

    a. 尤因肉瘤 / 原始神经外胚叶肿瘤（PNET）

    b. 恶性淋巴瘤

    c. 骨肉瘤

    d. 横纹肌肉瘤

    e. 反应性淋巴结

答案及简要讨论

a. 尤因肉瘤 / 原始神经外胚叶肿瘤（PNET）

在低倍镜下，该涂片中富含细胞，呈单个细胞或细胞簇，其中一些细胞形成玫瑰花环状结构。在高倍镜下，病变由非常单一的、小的圆形蓝色细胞组成，胞质少，N/C 比值高，有多个胞质空泡。巴氏染色可见细胞核呈圆形至椭圆形，有多个小核仁，偶可见有丝分裂象。免疫组织化学结果显示，细胞对 CD99（O13/MIC2）具有免疫反应性。

鉴别诊断包括儿童期的小圆蓝色细胞肿瘤。在形态学上，小细胞骨肉瘤可能与尤因肉瘤相似，但可能会发现一些骨样形成。其他可能有助于诊断的免疫组织化学染色包括结蛋白和成肌蛋白（横纹肌肉瘤呈阳性）和末端脱氧核苷酸转移酶（TdT）（淋巴母细胞性淋巴瘤呈阳性）。此外，本例的细胞遗传学检查很可能发现染色体 11 和 22 的相互易位，导致绝大多数尤因肉瘤病例产生嵌合融合基因 *EWS/FLI-1*。少数病例涉及 22 号染色体（*EWS* 基因的位点）与 21 号染色体（*ERG*）、7 号染色体（*ETV1*）、17 号染色体（*ETV4*）和 2 号染色体（*FEV*）上的其他 ETS 家族转录因子基因的易位。

参考文献

1. Lewis TB, Coffin CM, Bernard PS. Differentiating Ewing's sarcoma from other round blue cell tumors using a RT-PCR translocation panel on formalin-fixed paraffin-embedded tissues. *Mod Pathol*. 2007;20(3):397–404.
2. Renshaw AA, Perez-Atayde AR, Fletcher JA, Granter SR. Cytology of typical and atypical Ewing's sarcoma/PNET. *AJCP*. 1996;106(5):620–624.

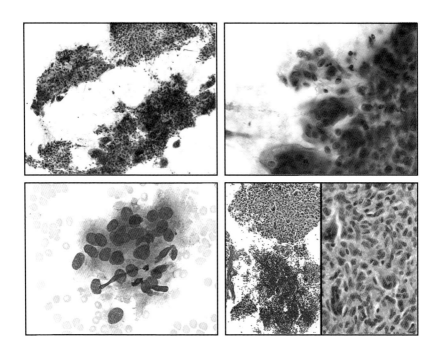

临床病史

女性，26 岁，左侧小腿肿块 6 个月。患者否认外伤史。X 线平片显示腓骨近端骨骺和干骺端有溶骨性病变，并延伸至小腿，形成一个大的软组织肿块影。左侧腓骨近端肿块 FNA 及芯针穿刺活检。

请选择最佳诊断

    a. 肉芽肿性炎症

    b. 骨肉瘤

    c. 巨细胞瘤

    d. 恶性纤维组织细胞瘤

    e. 黑色素瘤

答案及简要讨论

c. 巨细胞瘤

抽吸物标本和芯针穿刺活检显示有大量均一的细胞，胞质丰富，偶可见小的胞质空泡，细胞核呈卵圆形至圆形，小核仁罕见；混有大量多核巨细胞，具有相似的细胞核和胞质特征。无明显的淋巴细胞浸润或中性粒细胞浸润。有丝分裂活性低，没有异常的有丝分裂或明显的肉瘤样区域。

影像学和镜下特征最符合巨细胞瘤。单个巨细胞的细胞核与周围基质细胞的细胞核相似非常独特，虽然大量的巨细胞和缺乏肉芽肿形成不支持肉芽肿性炎症的诊断。尽管巨细胞瘤具有局部侵袭性，但本例的良性组织学特征不足以诊断恶性肿瘤。手术切除后显示为 12 cm 的巨细胞瘤伴动脉瘤性骨囊肿改变。

参考文献

1. Sneige N, Ayala AG, Carrasco CH, Murray J, Raymond AK. Giant cell tumor of bone. A cytologic study of 24 cases. *Diagn Cytopathol*. 1985;1(2):111–117.
2. Vetrani A, Fulciniti F, Boschi R, et al. Fine needle aspiration biopsy diagnosis of giant-cell tumor of bone. An experience with nine cases. *Acta Cytol*. 1990;34(6):863–867.

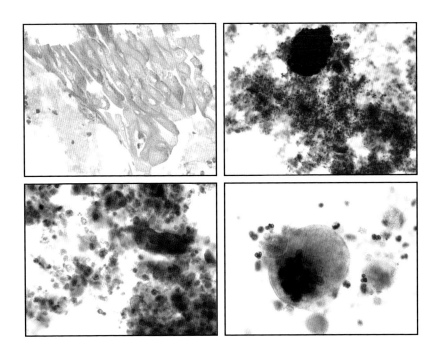

临床病史

　　男性，41 岁。脑肿块囊内液。患者因短期记忆丧失就诊于急诊科，发现有一个囊性、部分实性的肿块，由鞍上池延伸至第三脑室。

请选择最佳诊断

　　a. 颅颊裂囊肿

　　b. 多形性胶质母细胞瘤

　　c. 毛细胞型星形细胞瘤

　　d. 颅咽管瘤

　　e. 猪囊尾蚴病

答案及简要讨论

该涂片显示无核的"鬼影细胞"、鳞状碎片、钙化物和巨细胞。未发现纤毛上皮。

颅咽管瘤是儿童最常见的鞍上肿瘤，起源于可迁移形成垂体前部的胚胎鼻咽部（拉特克囊）。鉴别诊断包括表皮样囊肿（纤维壁内衬角化鳞状上皮；含有鳞状上皮但没有皮肤附件或毛发）和颅颊裂囊肿（有不同程度鳞状上皮化生的呼吸道上皮）。颅咽管瘤有两种类型：造釉质细胞瘤（钙化，油润的角蛋白，常见于儿童）和乳头状瘤（常见于成人，因复发率降低而预后较好）。虽然这些病变是良性的，但很难被完全切除。

参考文献

1. Parwani AV, Taylor DC, Burger PC, Erozan YS, Olivi A, Ali SZ. Keratinized squamous cells in fine needle aspiration of the brain. Cytopathologic correlates and differential diagnosis. *Acta Cytol.* 2003;47(3):325–331.

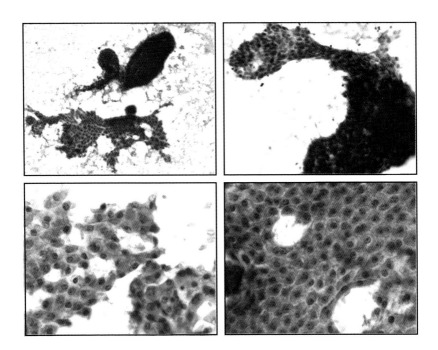

临床病史

女性，46岁，病理活检证实为乳腺导管癌（外下象限）。同侧乳房内上象限第二个低回声病灶 FNA。

请选择最佳诊断

    a. 乳腺导管癌，非特指型（NOS）（译者注：可称为普通型）

    b. 大汗腺癌

    c. 良性大汗腺化生

    d. 转移性恶性黑色素瘤

    e. 颗粒细胞瘤

答案及简要讨论

c. 良性大汗腺化生

巴氏染色的标本显示单层排列的颗粒状、具有嗜酸性胞质的上皮细胞，这些细胞具有十分清晰的胞质边界。细胞核呈圆形或椭圆形，每个细胞核都有一个圆的核仁，N/C 比值低。未见大量含有细胞质的单个上皮样细胞。

虽然患者有同侧乳腺导管癌病史，但大量大汗腺化生提示良性诊断。乳腺癌极少表现为大汗腺型，且该标本中没有恶性肿瘤的特征。标本中细胞数量很大，但考虑到患者相对年轻，其意义尚不清楚。偶有鹿角状轮廓的单层细胞。但大部分表现为乳头状结构。虽然这些特点也提示纤维腺瘤或导管内乳头状瘤，但在本例的临床情况中并不重要。

参考文献

1. Stanley MW, Sidawy MK, Sanchez MA, Stahl RE, Goldfischer M. Current issues in breast cytopathology. *AJCP*. 2000;113(5 suppl 1):S49–S75.
2. Maygarden SJ, Novotny DB, Johnson DE, Frable WJ. Subclassification of benign breast disease by fine needle aspiration cytology. Comparison of cytologic and histologic findings in 265 palpable breast masses. *Acta Cytol*. 1994;38(2):115–129.

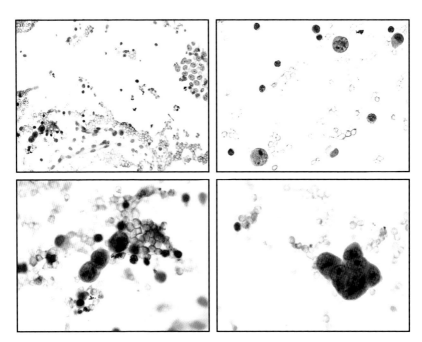

临床病史

　　女性，14岁，出现腹围增大和腹痛3～4个月。实验室检查结果：人绒毛膜促性腺激素（hCG）89 mIU/ml，癌抗原12-5（CA12-5）21 U/ml，甲胎蛋白（AFP）2 ng/ml，乳酸脱氢酶（LDH）1071 U/L。超声检查无宫内妊娠，提示左侧卵巢肿块（17 cm）。在左侧输卵管-卵巢切除术中，对盆腔冲洗物进行细胞学检查。术中盆腔冲洗液离心后的细胞涂片。

请选择最佳诊断

　　a. 反应性间皮细胞

　　b. 间皮瘤

　　c. 恶性肿瘤，倾向于无性细胞瘤

　　d. 恶性肿瘤，倾向于胚胎性癌

　　e. 大细胞淋巴瘤

答案及简要讨论

c. 恶性肿瘤，倾向于无性细胞瘤

盆腔冲洗液标本显示含有红细胞和散在的淋巴细胞及巨噬细胞的背景。可见成片或破碎的良性反应性间皮细胞。然而，背景中有多个独特的细胞，它们大而圆，N/C 比值高，细胞质少，丝状成簇的染色质，核膜厚，核仁明显。

由于缺乏足够的样本和有用的线索，本例的诊断具有一定困难。例如，本例没有无性细胞瘤 / 精原细胞瘤（可见于 FNA 标本中）典型的"虎斑"背景，也不存在典型的混合淋巴细胞群。然而，与无性细胞瘤相比，胚胎性癌的细胞聚集更明显，且多形性更大。砂粒体和乳头状结构的存在倾向于诊断浆液性癌。在免疫组织化学染色中，低分化癌和胚胎性癌对细胞角蛋白具有免疫反应性，而无性细胞瘤则无免疫反应性。手术切除显示为左侧卵巢无性细胞瘤（20 cm）。

参考文献

1. Akhtar M, Ali MA, Huq M, Bakry M. Fine-needle aspiration biopsy of seminoma and dysgerminoma: cytologic, histologic, and electron microscopic correlations. *Diagn Cytopathol.* 1990;6(2):99–105.
2. Stanley MW, Powers CN, Pitman MB, Korourian S, Bardales RH, Khurana K. Cytology of germ cell tumors: extragonadal, extracranial masses and intraoperative problems. *Cancer.* 1997;81(4): 220–227.

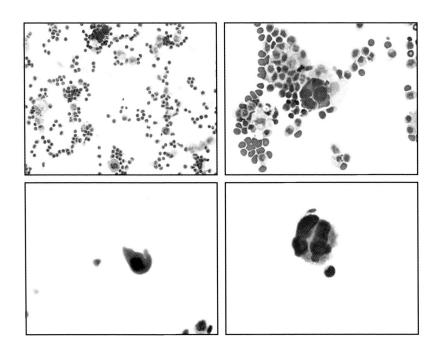

临床病史

　　女性，43 岁，有癌症病史。脑脊液细胞学样本。

请选择最佳诊断

　　a. 霍奇金淋巴瘤
　　b. 高级别星形细胞瘤
　　c. 转移性恶性黑色素瘤
　　d. 转移性非小细胞癌
　　e. 外周 T 细胞淋巴瘤

答案及简要讨论

d. 转移性非小细胞癌

Diff-Quik 染色和巴氏染色涂片可见具有大量淋巴细胞、浆细胞、红细胞的背景，其中有散在的非典型上皮样细胞簇。在高倍镜下，这些细胞簇明显是恶性的，偶尔可以观察到有丝分裂象。在巴氏染色涂片上，偶尔有恶性细胞显现出有点"坚实"的胞质，提示鳞状细胞分化。

鉴于脑脊液中细胞的多形性，主要需要鉴别造血系统和非造血系统恶性肿瘤。在本例中，患者有宫颈鳞状细胞癌病史，因此倾向于非造血系统恶性肿瘤。在该样本中，支持这一诊断的其他特征是上皮样恶性细胞紧密聚集，且具有"坚实"的细胞质。上皮样细胞不支持诊断造血系统恶性肿瘤，如累及脑的霍奇金淋巴瘤或 T 细胞淋巴瘤，因其可以观察到明显的异型性。恶性细胞的紧密聚集也不支持原发性脑肿瘤及转移性恶性黑色素瘤。

参考文献

1. Glantz MJ, Cole BF, Glantz LK, et al. Cerebrospinal fluid cytology in patients with cancer. *Cancer*. 1998;82(4):733–739.

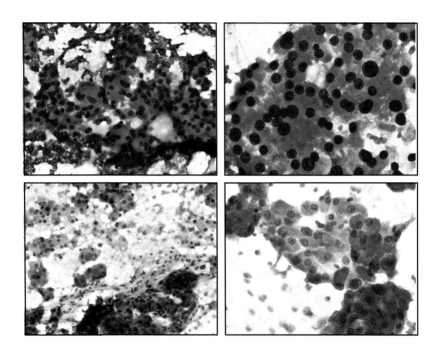

临床病史

　　女性，22 岁。甲状腺结节 FNA。

请选择最佳诊断

　　a. 桥本甲状腺炎

　　b. 可疑许特莱细胞肿瘤（译者注：甲状腺嗜酸性细胞肿瘤）

　　c. 甲状腺乳头状癌

　　d. 腺瘤样结节

　　e. 甲状腺髓样癌

答案及简要讨论

b. 可疑许特莱细胞肿瘤

Diff-Quik 染色和巴氏染色涂片显示具有圆形胞核的松散聚集成片的颗粒细胞。背景中几乎没有胶质，总体看上去细胞密度很高，有一些呈正常外观的滤泡。局部呈现出核异型性，但无乳头状癌的特征（无核内包涵体、无核沟、无明显的核重叠）。

这些特征提示许特莱细胞肿瘤。虽然没有明显的恶性肿瘤特征，但仅根据细胞学特征不能判断许特莱细胞肿瘤的生物学行为。其他病变（如腺瘤样结节和桥本甲状腺炎）局部也可见许特莱细胞特征。在该细胞学样本中，只能观察到许特莱细胞。手术切除后，发现局部血管侵犯，患者被诊断为微浸润型许特莱细胞癌。

参考文献

1. Cibas ES, Ali SZ. The Bethesda system for reporting thyroid cytopathology. *Thyroid*. 2009;19(11): 1159–1165.

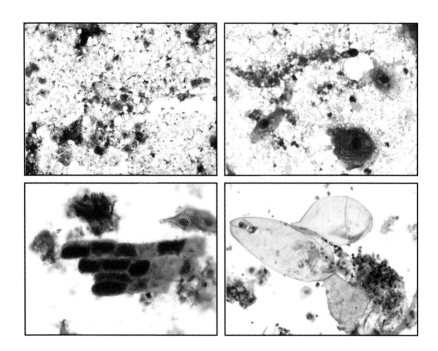

临床病史

女性，60 岁，患左侧甲状腺结节，有左侧鼻窦脑膜瘤病史。甲状腺肿块 FNA。

请选择最佳诊断

a. 甲状舌管囊肿
b. 鳞状细胞癌
c. 鳃裂囊肿
d. 口咽部憩室
e. 脑膜瘤

答案及简要讨论

d. 口咽部憩室

Diff-Quik 染色和巴氏染色涂片显示散在的成熟鳞状细胞、丝状细菌、真菌状物和植物（食品）组织。未发现甲状腺组织。

存在植物组织和缺乏呼吸道上皮高度提示口咽部憩室（Killian-Jamieson 憩室）。口咽部憩室和咽食管憩室（Zenker 憩室）位于下咽部或颈段食管壁，亦可能位于甲状腺附近。极少数情况下，这些憩室可表现为甲状腺结节。除上述憩室外，该部位口咽部内容物的鉴别诊断包括甲状舌管瘘和梨状窝瘘。

参考文献

1. Rekhtman N, Rekhtman K, Sheth S, Ali SZ. A 62-year-old woman with a suspected thyroid nodule; Killian-Jamieson diverticulum. *Arch Pathol Lab Med*. 2005;129(11):1497–1498.

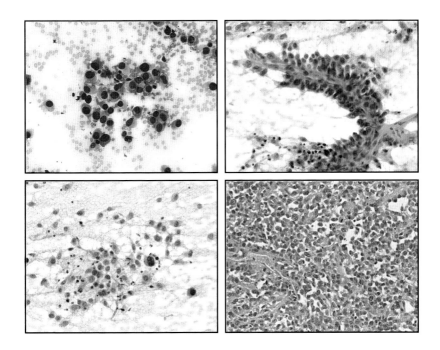

临床病史

男性，81 岁。腮腺肿块 FNA。

请选择最佳诊断

a. 多形性腺瘤

b. 腺样囊性癌

c. 沃辛瘤（淋巴瘤性乳头状囊腺瘤）

d. 肌上皮瘤

e. 黏液表皮样癌

答案及简要讨论

d. 肌上皮瘤

涂片显示疏松聚集或散在分布的上皮样细胞，具有轻度多形性。细胞质丰富，部分细胞呈浆细胞样外观。细胞核淡染，呈卵圆形，无异型性或明显的核仁。背景中未观察到黏液样或软骨样组织。

上述特征符合肌上皮瘤，并已在切除腮腺尾叶后经病理检查证实。该病例的鉴别诊断包括其他单形性腺瘤，如唾液腺基底细胞腺瘤和颈动脉体化学感受器瘤（可通过适合的影像学检查发现）。唾液腺基底细胞腺瘤可分泌一种异染的玻璃样物质，本例中未见。肌上皮细胞通常为唾液腺肿瘤的组成部分，单纯的肌上皮瘤很少见，占唾液腺肿瘤的不足 1%。肌上皮瘤通常为良性，但也有恶性病例的报道。

参考文献

1. Dodd LG, Caraway NP, Luna MA, Byers RM. Myoepithelioma of the parotid. Report of a case initially examined by fine needle aspiration biopsy. *Acta Cytol*. 1994;38(3):417–421.
2. Stewart CJ, MacKenzie K, McGarry GW, Mowat A. Fine-needle aspiration cytology of salivary gland: a review of 341 cases. *Diagn Cytopathol*. 2000;22(3):139–146.

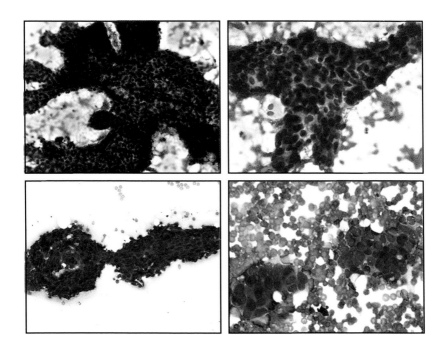

临床病史

女性，36 岁，乳房可触及活动性肿块。乳房肿块 FNA。

请选择最佳诊断

a. 导管癌

b. 纤维腺瘤

c. 哺乳期改变

d. 转移性黑色素瘤

e. 腺肌上皮瘤

答案及简要讨论

b. 纤维腺瘤

涂片细胞数量中等到大量，有许多指状分支结构。未发现泡沫细胞或顶浆分泌改变。可观察到一些被裸核包围的导管上皮细胞簇；无明显异型性。

本例的细胞形态学特征是纤维腺瘤最显著的特征（片状聚集的上皮细胞、鹿角状分支碎片、少量双极裸核，以及基质碎片）。抽吸乳腺肿块时，即便细胞数量过多，也不能诊断恶性肿瘤，除非标本符合多项肿瘤细胞学诊断标准。

参考文献

1. Benoit JL, Kara R, McGregor SE, Duggan MA. Fibroadenoma of the breast: diagnostic pitfalls of fine-needle aspiration. *Diagn Cytopathol*. 1992;8(6):643–647.
2. Maygarden SJ, Novotny DB, Johnson DE, Frable WJ. Subclassification of benign breast disease by fine needle aspiration cytology. Comparison of cytologic and histologic findings in 265 palpable breast masses. *Acta Cytol*. 1994;38(2):115–129.

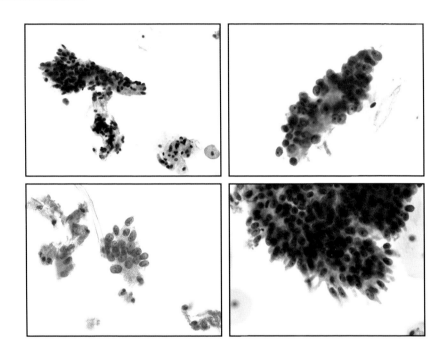

临床病史

女性，56 岁，宫颈液基巴氏染色（SurePath）。

请选择最佳诊断

a. 原位腺癌（AIS）

b. 非典型腺细胞

c. 无明确诊断意义的非典型鳞状细胞

d. 子宫内膜腺癌

e. 反应性细胞改变

答案及简要讨论

a. 原位腺癌（AIS）

标本中可见大量深染、密集的具有羽状边缘的腺细胞群。腺细胞具有明显的非典型性，细胞核增大，N/C 比值增高，染色质粗糙。部分细胞可见核仁。涂片背景相对干净。

上述细胞变化超出反应性改变的范围，需考虑 AIS。该病例还需考虑子宫内膜病变，但碎片具有羽状边缘，且部分细胞明显极化，更符合宫颈起源。宫颈浸润性腺癌中可见明显的核仁，而 AIS 中少见，尤其是在宫颈液基标本中。

参考文献

1. Sherman ME, Dasgupta A, Schiffman M, Nayar R, Solomon D. The Bethesda Interobserver Reproducibility Study (BIRST): a web-based assessment of the Bethesda 2001 System for classifying cervical cytology. *Cancer*. 2007;111(1):15–25.
2. Solomon D, Nayar R. *The Bethesda System for Reporting Cervical Cytology: Definitions, Criteria, and Explanatory Notes*. 2nd ed. New York, NY: Springer; 2006:123–156.

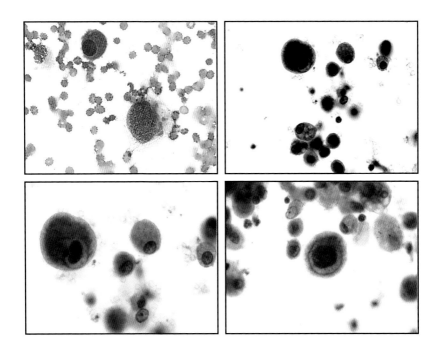

临床病史

　　女性，50 岁，有急性髓系白血病病史，出现发热、湿性咳嗽等上呼吸道症状 2 天。胸部 CT 显示双侧弥漫性微结节和"磨玻璃"浸润。行支气管肺泡灌洗。

请选择最佳诊断

　　a. 急性髓系白血病
　　b. 巨细胞病毒感染
　　c. 埃立克体病
　　d. 利什曼病
　　e. 组织胞浆菌病

答案及简要讨论

b. 巨细胞病毒感染

涂片背景以红细胞为主，可见散在的单核细胞。有一个细胞亚群，整体细胞明显增大，有细胞质内包涵体，核内包涵体周围有空晕，这些细胞中的细胞核的体积是邻近肺泡巨噬细胞中细胞核的 3～4 倍。这些特征符合巨细胞病毒感染。

利什曼病、埃立克体病和组织胞浆菌病的受累细胞胞质内可见许多小有机体，但没有核内包涵体。在埃立克体病中，这些细胞质包涵体通常与液泡结合形成"桑葚胚"样结构。虽然急性髓系白血病可见明显的核仁和奥氏小体（Auer rod），但本例的包涵体形态与白血病不符。

参考文献

1. Linder J, Vaughan WP, Armitage JO, et al. Cytopathology of opportunistic infection in bronchoalveolar lavage. *AJCP*. 1987;88(4):421–428.

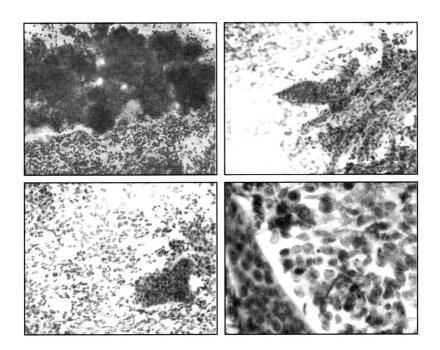

临床病史

男性，2 岁。肾肿块 FNA。

请选择最佳诊断

a. 婴儿骨化性肾肿瘤

b. 肾透明细胞肉瘤

c. 中胚叶肾瘤

d. 肾母细胞瘤

e. 良性肾组织

答案及简要讨论

d. 肾母细胞瘤

　　该标本显示多期肿瘤细胞。该标本细胞丰富，呈现出多种肿瘤特质。可见以巢状和管状结构为主的聚集性上皮结构。此外，在 N/C 比值较高的上皮细胞附近，有聚集性较低的胚芽细胞。仔细观察聚集的细胞碎片，可见巢状上皮成分之间有梭形间充质细胞。

　　本例为肾母细胞瘤（Wilms 瘤）的典型病例。尽管其他选项中的肿瘤也是儿童肾肿瘤，但只有肾母细胞瘤呈三相分化。除细胞形态学差异外，儿童肾肿瘤还具有典型临床特征。肾母细胞瘤是儿童最常见的肾肿瘤，多见于 2 ～ 5 岁，6 个月以下婴儿少见。转移部位通常为区域淋巴结、肝和肺。骨转移少见，若有骨转移，须注意肾母细胞瘤的诊断是否正确。

　　中胚叶肾瘤是一种先天性肿瘤，是 6 个月以下婴儿最常见的肾肿瘤。它具有与婴儿纤维肉瘤相同的导致 *ETV6-NTRK3* 基因融合的遗传易位 t（12；15）（p13；q25），可通过肾切除术治疗。肾透明细胞肉瘤在出生后第 2 年的发病率最高，常见骨转移，又称儿童骨转移性肾肿瘤。尽管被称为透明细胞肉瘤，但透明细胞质并不常见。婴儿骨化性肾肿瘤是一种极其罕见的肿瘤，以钙化和骨样基质为特征。

参考文献

1. Radhika S, Bakshi A, Rajwanshi A, et al. Cytopathology of uncommon malignant renal neoplasms in the pediatric age group. *Diagn Cytopathol*. 2005;32(5):281–286.
2. Portugal R, Barroca H. Clear cell sarcoma, cellular mesoblastic nephroma and metanephric adenoma: cytological features and differential diagnosis with Wilms tumour. *Cytopathology*. 2008;19(2):80–85.

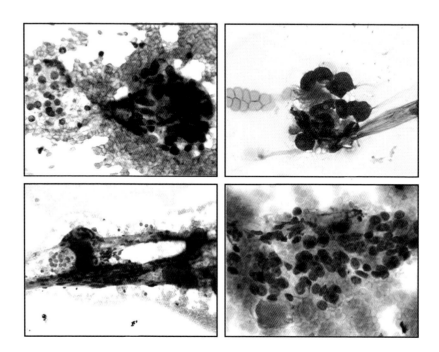

临床病史

　　女性，64 岁。甲状腺结节 FNA。

请选择最佳诊断

　　a. 腺瘤样结节
　　b. 可疑滤泡性肿瘤
　　c. 可疑许特莱细胞肿瘤
　　d. 可疑甲状腺乳头状癌（PTC）
　　e. 玻璃样变小梁肿瘤

答案及简要讨论

d. 可疑甲状腺乳头状癌（PTC）

Diff-Quik 染色和巴氏染色涂片显示细胞抽吸物中含少量胶体。可见少量正常滤泡细胞。绝大多数细胞明显增大、拉伸和重叠。未观察到核沟或包涵体。这种非典型细胞的染色质呈粉末状，有 1～2 个染色中心。部分区域可以观察到小块的"坚实"胶质与该细胞群混合。

虽然在该抽吸物中未观察到 PTC 的"典型"细胞学表现（核沟、核内包涵体和乳头状结构），但细胞核呈椭圆形、重叠，粉末状染色质都高度提示为 PTC。手术切除显示多灶性 PTC，滤泡型。与细胞病理学样本一样，手术切除标本的细胞核可见粉末状染色质，有明显的染色中心，但未见核沟及包涵体。

参考文献

1. Baloch ZW, LiVolsi VA, Asa SL, et al. Diagnostic terminology and morphologic criteria for cytologic diagnosis of thyroid lesions: a synopsis of the National Cancer Institute thyroid fine-needle aspiration state of the science conference. *Diagn Cytopathol*. 2008;36(6):425–437.

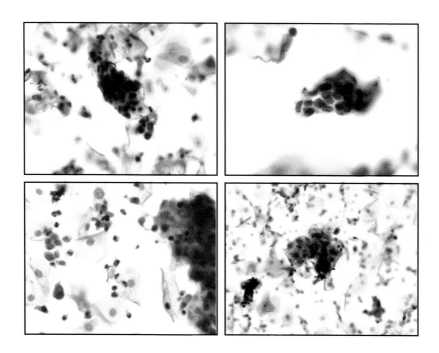

临床病史

女性，52 岁，有高级别鳞状上皮内瘤变（HSIL）病史。宫颈液基巴氏染色（Sure Path）。

请选择最佳诊断

　　a. 非典型腺细胞

　　b. 无明确诊断意义的非典型鳞状细胞（ASC-US）

　　c. 高级别鳞状上皮内瘤变

　　d. 低级别鳞状上皮内瘤变

　　e. 上皮内瘤变和恶性肿瘤阴性

答案及简要讨论

b. 无明确诊断意义的非典型鳞状细胞（ASC-US）

　　该标本可见部分副基底层萎缩。有大量非典型碎片和单个细胞。虽可见核深染、轮廓不规则，但许多碎片较厚且模糊。个别鳞状细胞的细胞核虽有所退化，但明显增大。许多碎片呈明显反应性改变。

　　细胞学表现最符合 ASC-US。由于缺乏挖空细胞、高级别鳞状上皮内瘤变特征和显著的反应性改变，无法做出明确诊断。考虑到该患者有 HSIL 病史，故直接转诊行阴道镜检查。随访活检提示为广泛高级别鳞状上皮内瘤变。

参考文献

1. Sherman ME, Dasgupta A, Schiffman M, Nayar R, Solomon D. The Bethesda Interobserver Repro-ducibility Study (BIRST): a web-based assessment of the Bethesda 2001 System for classifying cervical cytology. *Cancer*. 2007;111(1):15–25.

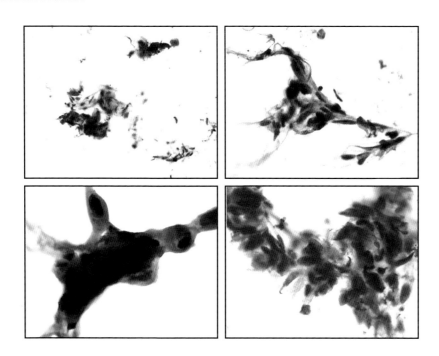

临床病史

女性，59岁，双合诊检查异常。宫颈巴氏染色（SurePath）。

请选择最佳诊断

a. 侵袭性宫颈腺癌

b. 高级别鳞状上皮内瘤变

c. 鳞状细胞癌

d. 反应性上皮改变

e. 无明确诊断意义的非典型鳞状细胞

答案及简要讨论

c. 鳞状细胞癌

巴氏染色玻片的制片结果满意。可见密集、深染的碎片和高 N/C 比值的单个非典型细胞。血液、纤维蛋白和坏死碎片的颗粒背景表明具有肿瘤素质。可见少量梭形嗜酸性细胞，其细胞核增大、深染。

即使在低倍镜下，该标本背景中可见大量出血性改变，提示具有肿瘤素质。明显的非典型角化细胞高度提示鳞状细胞癌。后续的宫颈活检发现坏死和出血性改变，提示浸润可能。

参考文献

1. Sherman ME, Dasgupta A, Schiffman M, Nayar R, Solomon D. The Bethesda Interobserver Reproducibility Study (BIRST): a web-based assessment of the Bethesda 2001 System for classifying cervical cytology. *Cancer.* 2007;111(1):15–25.
2. Solomon D, Nayar R. *The Bethesda System for Reporting Cervical Cytology: Definitions, Criteria, and Explanatory Notes.* 2nd ed. New York, NY: Springer; 2006:89–122.

案例
67

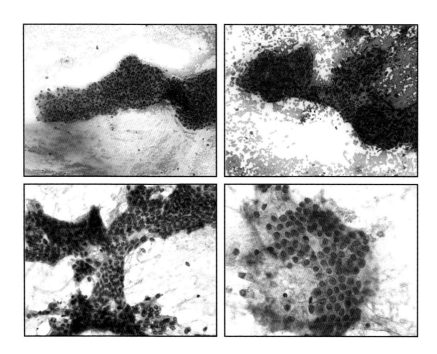

临床病史

女性，75岁，复发性胰腺炎，内镜逆行胰胆管造影异常。胰腺 FNA。

请选择最佳诊断

    a. 导管内乳头状黏液性腺瘤（IPMN）引起的腺癌

    b. 良性导管上皮

    c. 实性假乳头状瘤（SPN）

    d. 转移性卵巢浆液性癌

    e. 腺泡细胞癌

答案及简要讨论

a. 导管内乳头状黏液性腺瘤（**IPMN**）引起的腺癌

FNA 可见乳头状聚集性上皮结构。细胞核增大，多形性明显。背景主要由红细胞和黏蛋白组成。

这显然是胰腺腺癌，细胞形态学特征表明起源于 IPMN。此类病变的鉴别诊断包括黏液性囊性肿瘤、胰腺假性囊肿和 SPN。IPMN 发病高峰年龄集中在 50 ～ 60 岁，男性稍多见。IPMN 可发生于主胰管或其分支，影像学检查有助于定位。

参考文献

1. Pitman MB. Revised international consensus guidelines for the management of patients with mucinous cysts. *Cancer Cytopathol*. 2012;120(6):361–365.
2. Stelow EB, Stanley MW, Bardales RH, et al. Intraductal papillary-mucinous neoplasm of the pancreas. The findings and limitations of cytologic samples obtained by endoscopic ultrasound-guided fine-needle aspiration. *AJCP*. 2003;120(3):398–404.

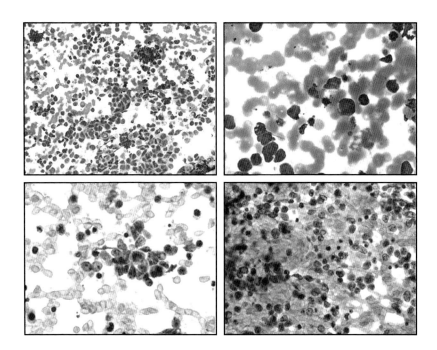

临床病史

　　女性，64 岁，纵隔淋巴结病。FNA。

请选择最佳诊断

　　a. 滤泡性淋巴瘤
　　b. 小细胞癌
　　c. 小淋巴细胞性淋巴瘤
　　d. 套细胞淋巴瘤
　　e. 淋巴组织增生

答案及简要讨论

b. 小细胞癌

  该标本细胞数量较多，背景中有淋巴细胞和红细胞。可见松散聚集的非典型小细胞群，N/C 比值非常高，具有细颗粒状"椒盐粒"染色质，偶见核分裂和凋亡小体。背景中偶可见淋巴腺体。在 Diff-Quik 染色和巴氏染色涂片中均可见明显的核挤压现象。

参考文献

1. Travis WD, Rush W, Flieder DB, et al. Survival analysis of 200 pulmonary neuroendocrine tumors with clarification of criteria for atypical carcinoid and its separation from typical carcinoid. *Am J Surg Pathol*. 1998;22(8):934–944.

案例

69

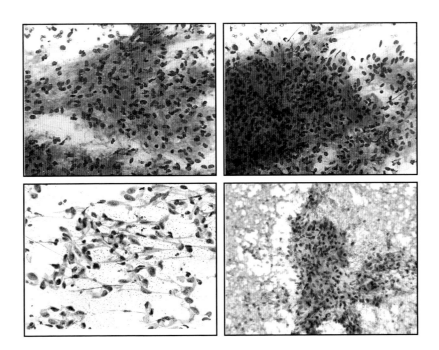

临床病史

　　患者 32 岁，有神经纤维瘤病和气短病史。腹股沟肿块 FNA。S-100 蛋白免疫染色。

请选择最佳诊断

　　a. 肉芽肿性炎

　　b. 转移性腺癌

　　c. 恶性周围神经鞘瘤（MPNST）

　　d. 恶性黑色素瘤

　　e. 朗格汉斯细胞组织细胞增生症

答案及简要讨论

c. 恶性周围神经鞘瘤（MPNST）

该标本细胞数量多，可见呈椭圆形至圆形的梭形细胞嵌入松散的异染基质中。细胞核异型性明显。细胞质边界难以辨别。没有细胞质内色素、核内包涵体或腺体结构。缺乏淋巴样背景提示非淋巴结受累。

通常情况下，病史是重要的辅助诊断资料。本例患者有多发性神经纤维瘤病史，最近一次为股后神经肿块，即 MPNST。随后患者失访，未接受辅助治疗，并出现弥漫性肺转移和恶性胸腔积液。本例 S-100 蛋白阳性有助于诊断，近 50% 的 MPNST 病例中 S-100 蛋白呈阴性。该病最常见于颈部、四肢、臀部、腹膜后腔和纵隔（后纵隔）。MPNST 的位置较深，极少来源于浅表神经纤维瘤，在其他器官中鲜有报道，50% 与Ⅰ型神经纤维瘤病（von Recklinghausen 病）相关。

参考文献

1. Klijanienko J, Caillaud JM, Lagace R, Vielh P. Cytohistologic correlations of 24 malignant peripheral nerve sheath tumor (MPNST) in 17 patients: the Institut Curie experience. *Diagn Cytopathol*. 2002;27(2):103–108.
2. Jimenez-Heffernan JA, Lopez-Ferrer P, Vicandi B, Hardisson D, Gamallo C, Viguer JM. Cytologic features of malignant peripheral nerve sheath tumor. *Acta Cytol*. 1999;43(2):175–183.

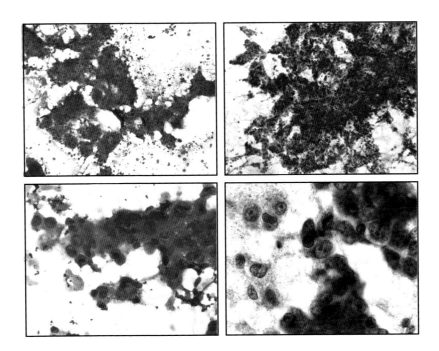

临床病史

　　59 岁，丙型肝炎患者。超声引导下肝肿块（4 cm）FNA。

请选择最佳诊断

　　a. 肝细胞癌（HCC）

　　b. 肝腺瘤

　　c. 符合原发于胰腺的转移性腺癌

　　d. 胆管错构瘤

　　e. 良性肝细胞伴反应性改变

答案及简要讨论

a. 肝细胞癌（HCC）

FNA 标本可见呈厚板状和簇状的细胞，部分被纤维束包绕。这些细胞类似肝细胞索聚集，细胞质呈致密颗粒状，细胞核增大呈多形性，核仁明显。标本中未发现胆管上皮。

据报道，每 10 名肝硬化（通常为大结节型）患者中就有 1 名发展为 HCC。HCC 与腺瘤的区别在于，HCC 继发于肝硬化，而腺瘤不是。大多数 HCC 患者为 60 岁以上的男性（男女性比例为4：1）。约 2/3 的病例发生转移，肝癌有侵犯血管甚至心脏的倾向。

参考文献

1. Wee A. Fine needle aspiration biopsy of the liver: algorithmic approach and current issues in the diagnosis of hepatocellular carcinoma. *CytoJournal*. 2005;2:7.
2. Takenaka A, Kaji I, Kasugai H, et al. Usefulness of diagnostic criteria for aspiration cytology of hepatocellular carcinoma. *Acta Cytol*. 1999;43(4):610–616.

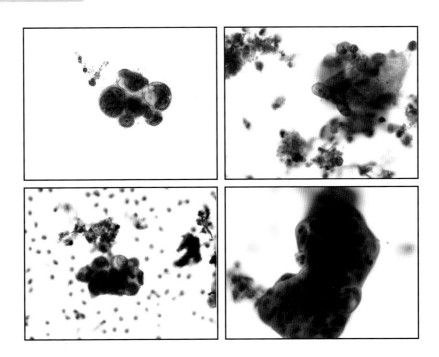

临床病史

女性，64岁，子宫全切术后。阴道分泌物液基细胞巴氏染色（Sure Path）。

请选择最佳诊断

    a. 继发于宫内节育器的反应性改变

    b. 腺癌

    c. 非典型腺细胞

    d. 累及腺体的高级别鳞状上皮内瘤变

    e. 肉芽肿性炎

答案及简要讨论

b. 腺癌

该标本显示部分细胞因炎症被掩盖。在静态图像上很难观察到细胞碎片的立体效果。这些聚集体由非典型上皮细胞组成，细胞核深染，核膜不规则。其中一个碎片可见一个含有黏液滴的细胞，提示腺体分化。

尽管该涂片细胞淡染且部分被炎症掩盖，但阴道分泌物标本中出现腺细胞值得关注。本例患者既往行子宫内膜癌切除术，子宫内膜癌表现为明显的黏液分化。

参考文献

1. Sherman ME, Dasgupta A, Schiffman M, Nayar R, Solomon D. The Bethesda Interobserver Reproducibility Study (BIRST): a web-based assessment of the Bethesda 2001 System for classifying cervical cytology. *Cancer.* 2007;111(1):15–25.
2. Solomon D, Nayar R. *The Bethesda System for Reporting Cervical Cytology: Definitions, Criteria, and Explanatory Notes.* 2nd ed. New York, NY: Springer; 2006:123–156.

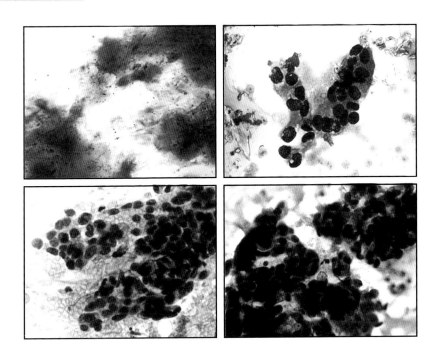

临床病史

女性，52岁，胰腺颈部肿块，超声内镜FNA。

请选择最佳诊断

a. 黏液腺癌

b. 潴留囊肿伴反应性导管上皮改变

c. 胃内污染

d. 假囊肿

e. 胰腺神经内分泌肿瘤

答案及简要讨论

a. 黏液腺癌

抽吸物涂片可见大量黏蛋白和散在的上皮细胞碎片。这些上皮细胞碎片明显异常，没有正常导管上皮的典型蜂窝结构和规律性。有明显的核异型性、三维性和细胞异型性。在巴氏染色中，核染色质聚集且不规则。

上述发现符合胰腺黏液性肿瘤。这些特征可见于导管内乳头状黏液性肿瘤伴高级别异型增生、潜在腺癌及胶样癌。术后随访时，切除标本为中低分化腺癌，具有明显的细胞外黏蛋白和印戒细胞。

参考文献

1. Stelow EB, Stanley MW, Bardales RH, et al. Intraductal papillary-mucinous neoplasm of the pancreas. The findings and limitations of cytologic samples obtained by endoscopic ultrasound-guided fine-needle aspiration. *AJCP*. 2003;120(3):398–404.
2. Pitman MB. Revised international consensus guidelines for the management of patients with mucinous cysts. *Cancer Cytopathol*. 2012;120(6):361–365.

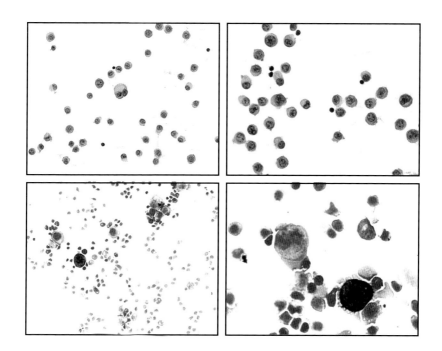

临床病史

    男性，19 岁，患有共济失调和背痛。脑脊液标本。

请选择最佳诊断

    a. 多形性胶质母细胞瘤

    b. 转移性黑色素瘤

    c. 原发性中枢神经系统淋巴瘤

    d. 脑梗死改变

    e. 良性复发性无菌性脑膜炎（莫拉雷脑膜炎）

答案及简要讨论

b. 转移性黑色素瘤

脑脊液涂片细胞数量多。多见较大的非典型细胞，细胞核增大，偶见双核"镜影"细胞。其中一些细胞的细胞质含有色素，提示为黑色素。背景主要由淋巴细胞组成。

这名 19 岁患者未曾被发现患有原发性黑色素瘤。眼科检查通常能发现这类患者的视网膜黑色素瘤，但少部分恶性肿瘤的来源是退化的皮肤黑色素瘤。

参考文献

1. Prayson RA, Fischler DF. Cerebrospinal fluid cytology: an 11-year experience with 5951 specimens. *Arch Pathol Lab Med*. 1998;122(1):47–51.

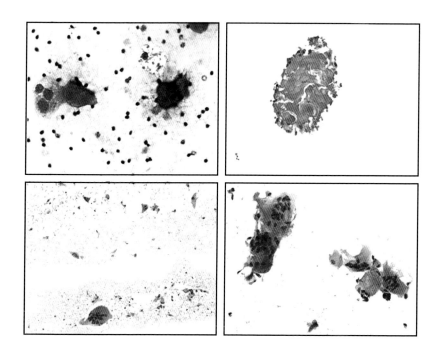

临床病史

男性，70岁，患有尿崩症和鞍区囊性病变。脑肿块 FNA。

请选择最佳诊断

    a. 颅咽管瘤

    b. 转移性鳞状细胞癌

    c. 神经结节病

    d. 颅颊裂囊肿

    e. 松果体母细胞瘤

答案及简要讨论

a. 颅咽管瘤

囊肿内容物涂片可见巨噬细胞，偶见无核鳞状细胞、颗粒状碎片和多核巨细胞。细胞离心涂片可见一团被鳞状细胞包围的"湿角蛋白"。

颅咽管瘤来源于胚胎颅咽管（拉特克囊），是儿童最常见的鞍上肿瘤。本例的鉴别诊断是表皮样囊肿或颅颊裂囊肿，其含有不同程度鳞状上皮化生的呼吸道上皮。颅咽管瘤有两种类型：金刚瘤（钙化，"机油"湿角蛋白，更常见于儿童）和乳头状瘤（更常见于成人，由于复发率降低，预后更好）。

参考文献

1. Parwani AV, Taylor DC, Burger PC, Erozan YS, Olivi A, Ali SZ. Keratinized squamous cells in fine needle aspiration of the brain. Cytopathologic correlates and differential diagnosis. *Acta Cytol.* 2003;47(3):325–331.

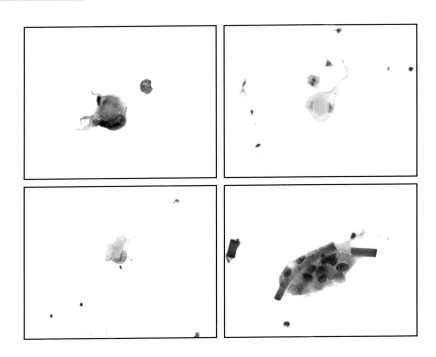

临床病史

　　女性，51岁，6个月前行子宫切除术。阴道分泌物液基细胞巴氏染色（SurePath）。

请选择最佳诊断

　　a. 非典型腺细胞，倾向继发于宫内节育器的反应性改变

　　b. 癌肉瘤

　　c. 辐射效应和缝线肉芽肿

　　d. 低级别鳞状上皮内病变（LSIL）

　　e. 鳞状细胞癌

答案及简要讨论

c. 辐射效应和缝线肉芽肿

该标本中散布非典型细胞，细胞核大且不规则，但 N/C 比值正常。进一步观察发现缝合材料周围有异物巨细胞。

病史为评估该标本提供了重要的诊断线索。虽然广泛存在非典型细胞，但 N/C 比值正常降低了恶性肿瘤的可能性。值得注意的是，辐射效应可能会伴随终生。

参考文献

1. Bardales RH, Valente PT, Stanley MW. Cytology of suture granulomas in post-hysterectomy vaginal smears. *Diagn Cytopathol*. 1995;13(4):336–338.
2. Sherman ME, Dasgupta A, Schiffman M, Nayar R, Solomon D. The Bethesda Interobserver Reproducibility Study (BIRST): a web-based assessment of the Bethesda 2001 System for classifying cervical cytology. *Cancer*. 2007;111(1):15–25.

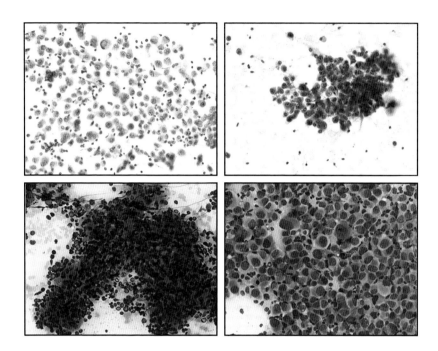

临床病史

　　女性，37 岁。腹膜后肿块 FNA。

请选择最佳诊断

　　a. 肾透明细胞癌
　　b. 转移性黑色素瘤
　　c. 平滑肌肉瘤
　　d. 上皮样血管平滑肌脂肪瘤
　　e. 畸胎瘤

答案及简要讨论

d. 上皮样血管平滑肌脂肪瘤

　　该标本由非典型细胞组成，细胞核增大且具有多形性，染色质不规则、核仁明显，富含嗜酸性颗粒的细胞质，上述表现在该标本中较为明显。这些发现均与恶性肿瘤有关，本例的鉴别诊断包括平滑肌肉瘤、脂肪肉瘤和肉瘤样肾细胞癌。

　　尽管细胞学检查结果令人担忧，但 HMB-45 的免疫组织化学染色呈阳性，提示本例为血管平滑肌脂肪瘤。这种良性肿瘤是根据其形态学而得名，通常由不同比例的良性成分组成。然而，近期发现上皮样血管平滑肌脂肪瘤可见大的多边形至短的梭形细胞，容易与肉瘤或癌混淆。HMB-45 免疫染色阳性和缺乏上皮标志物对诊断上皮样血管平滑肌脂肪瘤非常有帮助。

参考文献

1. Zardawi IM. Renal fine needle aspiration cytology. *Acta Cytol.* 1999;43(2):184–190.
2. Mojica WD, Jovanoska S, Bernacki EG. Epithelioid angiomyolipoma: appearance on fine-needle aspiration report of a case. *Diagn Cytopathol.* 2000;23(3):192–195.

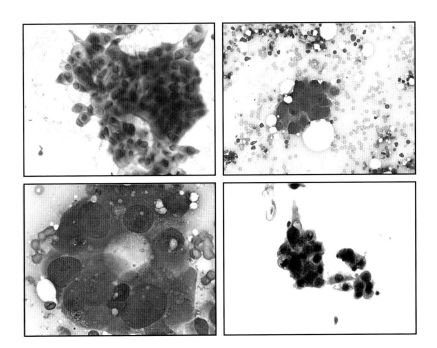

临床病史

　　男性，65岁。腮腺病变FNA。

请选择最佳诊断

　　a. 多形性腺瘤

　　b. 唾液腺导管癌

　　c. 慢性唾液腺炎伴反应性异型性

　　d. 腺样囊性癌

　　e. 鳞状细胞癌

答案及简要讨论

b. 唾液腺导管癌

　　该标本以片状上皮细胞为主，细胞核大且圆，核仁明显，细胞质丰富且呈颗粒状，含有胞质内黏蛋白。该组织碎片具有腺体样结构形成的区域，可见有丝分裂象。

　　上述细胞形态学变化超出了反应性范围，可诊断为癌。多形性腺瘤显示特异性异染性基质（Diff-Quik 染色）与良性上皮成分混合。本例经手术切除活检证实为高级别唾液腺导管癌。唾液腺导管癌是一种罕见的肿瘤，通常发生于老年男性的腮腺导管（Stensen 导管）。细胞学标本常可见中央粉刺样坏死的筛状结构。这些特征在本例中并不明显，故需要其他辅助诊断进行确诊。

参考文献

1. Mukunyadzi P. Review of fine-needle aspiration cytology of salivary gland neoplasms, with emphasis on differential diagnosis. *AJCP*. 2002;118(suppl):S100–S115.
2. Stewart CJ, MacKenzie K, McGarry GW, Mowat A. Fine-needle aspiration cytology of salivary gland: a review of 341 cases. *Diagn Cytopathol*. 2000;22(3):139–146.

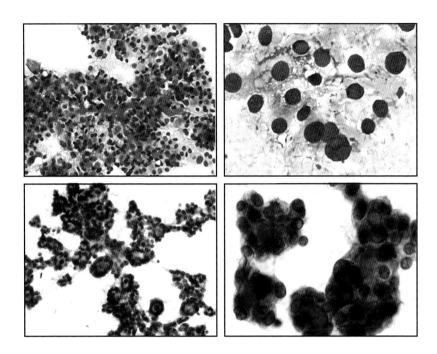

临床病史

女性，46 岁。甲状腺结节 FNA。

请选择最佳诊断

a. 可疑滤泡性肿瘤

b. 可疑许特莱细胞肿瘤

c. 良性，符合腺瘤样结节

d. 良性，符合淋巴细胞性甲状腺炎

e. 甲状腺乳头状癌

答案及简要讨论

e. 甲状腺乳头状癌

该涂片细胞极为丰富，胶质很少。滤泡细胞排列为小碎片，部分形成微滤泡结构。细胞核中度增大。

由于富含滤泡上皮，缺乏胶质，该 FNA 结果提示肿瘤的可能性最大。滤泡细胞含有中度增大的圆形细胞核，并排列成微滤泡结构。由于这些特征，该病变属于滤泡性肿瘤的广泛类别；然而，多个线索提示这不是滤泡腺瘤或滤泡癌。局部可见显著的细胞核扩大。许多细胞核含有细粉末状染色质，与滤泡性肿瘤相比，它更符合乳头状癌。此外，许多细胞核中存在明显的核沟和偶发包涵体。因此，该标本最符合滤泡型乳头状癌。

参考文献

1. Cibas ES, Ali SZ. The Bethesda system for reporting thyroid cytopathology. *Thyroid: Official Journal of the American Thyroid Association.* 2009;19(11):1159–1165.
2. Baloch ZW, LiVolsi VA, Asa SL, et al. Diagnostic terminology and morphologic criteria for cytologic diagnosis of thyroid lesions: a synopsis of the National Cancer Institute thyroid fine-needle aspiration state of the science conference. *Diagn Cytopathol.* 2008;36(6):425–437.

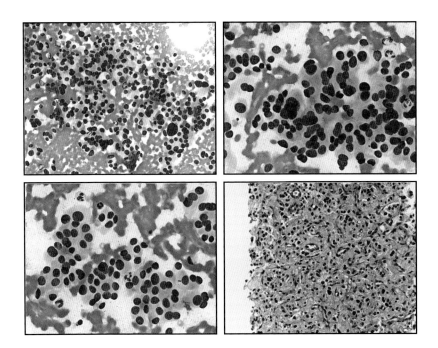

临床病史

　　男性，35岁。盆腔肿块（靠近主动脉）FNA。

请选择最佳诊断

　　a. 高级别尿路上皮癌

　　b. 肾细胞癌

　　c. 转移性甲状腺乳头状癌

　　d. 浆细胞瘤

　　e. 副神经节瘤

答案及简要讨论

e. 副神经节瘤

该涂片细胞数量丰富，细胞成分单一。细胞富含颗粒状细胞质及圆形至椭圆形向心排列的细胞核。虽然细胞核边缘光滑，但存在明显的核异型性。无明显的核仁。细胞群松散分布。肿瘤细胞在细胞块标本中有类似的特征，即在血管周围呈巢状分布，在该涂片标本中未发现。

虽然巴氏染色能更好地显示细胞核神经内分泌特征，但上述发现最符合副神经节瘤。细胞形态学特点符合神经内分泌肿瘤，如果标本来自肾上腺病变，鉴别诊断主要包括嗜铬细胞瘤和肾上腺皮质肿瘤。在本例中，嗜铬粒蛋白和突触小泡蛋白的免疫染色提示为主细胞，虽然 S-100 蛋白在支持细胞中呈阳性。副神经节瘤通常是血管性的，这可能导致大量血液污染，而 FNA 上只有罕见的肿瘤细胞。

参考文献

1. Rana RS, Dey P, Das A. Fine needle aspiration (FNA) cytology of extra-adrenal paragangliomas. *Cytopathology*. 1997;8(2):108–113.

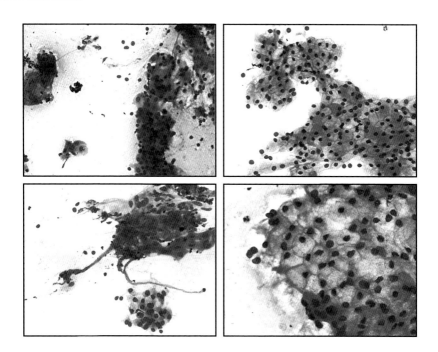

临床病史

女性，27 岁。腮腺肿块 FNA。

请选择最佳诊断

a. 黏液表皮样癌（MEC）

b. 腺泡细胞癌

c. 转移性肾细胞癌

d. 多形性腺瘤

e. 唾液腺炎

答案及简要讨论

a. 黏液表皮样癌（MEC）

该标本细胞数量丰富，主要为聚集的上皮细胞。绝大多数细胞具有透明/空泡状细胞质。细胞数量较少，细胞质致密化生。细胞核低级别，无明显异型性。

这是一个疑难案例。细胞数量提示肿瘤过程。多细胞类型提示 MEC。MEC 具有明显的异质性，上皮成分可能为鳞状、黏液性或中间细胞类型。在本例中，透明/空泡细胞代表黏液细胞，细胞质致密化生的细胞代表中间细胞。低级别 MEC 与唾液腺炎的重要区别是唾液腺炎有鳞状化生的囊肿。唾液腺炎通常为囊性（如 MEC），可有类似黏液上皮的泡沫状巨噬细胞。巨噬细胞通常是单个分散的，且在组织碎片中发现黏液细胞支持上皮起源。

参考文献

1. Stewart CJ, MacKenzie K, McGarry GW, Mowat A. Fine-needle aspiration cytology of salivary gland: a review of 341 cases. *Diagn Cytopathol*. 2000;22(3):139–146.
2. Mukunyadzi P. Review of fine-needle aspiration cytology of salivary gland neoplasms, with emphasis on differential diagnosis. *Am J Clin Pathol*. 2002;118(suppl):S100–S115.

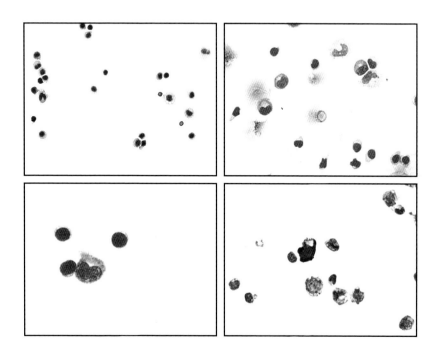

临床病史

女性，60岁，头痛、颈强直。脑脊液标本。流式细胞术未见表型异常。

请选择最佳诊断

a. 符合莱姆脑膜炎的改变

b. 霍奇金淋巴瘤

c. 弓形虫病

d. 恶性淋巴瘤

e. 转移性黑色素瘤

答案及简要讨论

a. 符合莱姆脑膜炎的改变

脑脊液标本中细胞数量多，以单核细胞为主。罕见非典型淋巴细胞。

获取额外信息对于识别脑脊液发现的病因至关重要。该患者曾患慢性游走性红斑。此外，莱姆病血清学检查提示 IgG 和 IgM 均呈阳性。脑脊液蛋白电泳可显示寡克隆带。

参考文献

1. Razavi-Encha F, Fleury-Feith J, Gherardi R, Bernaudin JF. Cytologic features of cerebrospinal fluid in lyme disease. *Acta Cytol*. 1987;31(4):439–440.

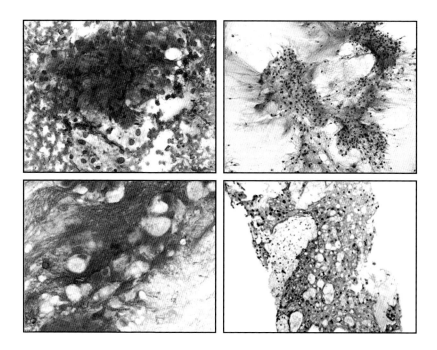

临床病史

　　男性，42 岁，骶骨疼痛。骶骨肿块 FNA。行 S-100 蛋白免疫染色。

请选择最佳诊断

　　a. 软骨肉瘤

　　b. 黏液乳头状型室管膜瘤

　　c. 脊索瘤

　　d. 细胞性神经鞘瘤

　　e. 黑色素瘤

答案及简要讨论

该涂片显示中大型多边形细胞碎片，均匀、圆形的细胞核嵌入异染性纤维基质中。没有发现明显的核多形性或有丝分裂活性。仔细观察发现部分细胞呈空泡状。

该肿块具有良性细胞学表现，最符合脊索瘤。空泡（嗜酸性）细胞、细胞角蛋白和 S-100 蛋白阳性证实了这一诊断。脊索瘤在男性中的发病率高于女性，且往往发生于颅底、颈部和骶骨。骶骨病变可能很难通过影像学检查来识别，因此治疗可能会延迟。

参考文献

1. Walaas L, Kindblom LG. Fine-needle aspiration biopsy in the preoperative diagnosis of chordoma: a study of 17 cases with application of electron microscopic, histochemical, and immunocyto-chemical examination. *Hum Pathol*. 1991;22(1):22–28.
2. Finley JL, Silverman JF, Dabbs DJ, et al. Chordoma: diagnosis by fine-needle aspiration biopsy with histologic, immunocytochemical, and ultrastructural confirmation. *Diagn Cytopathol*. 1986;2(4):330–337.

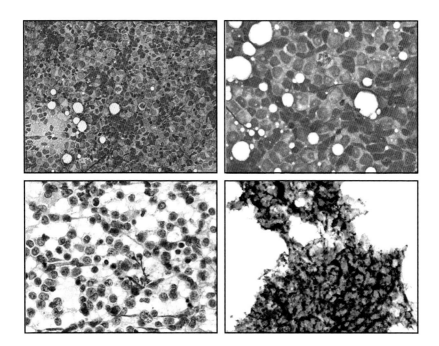

临床病史

11 岁，骨盆骨折。盆骨肿块 FNA。流式细胞术显示单克隆淋巴群阴性。行 CD99 免疫染色。

请选择最佳诊断

a. 淋巴母细胞淋巴瘤

b. 转移性肾母细胞瘤

c. 横纹肌肉瘤

d. 尤因肉瘤 / 原始神经外胚叶肿瘤（PNET）

e. 转移性黑色素瘤

答案及简要讨论

d. 尤因肉瘤 / 原始神经外胚叶肿瘤（PNET）

该涂片包含融合成片的具有二态性的小蓝圆细胞。部分细胞为较大的胚芽状细胞，而其他细胞则较小，呈淋巴细胞样。可见大量有丝分裂，边界不清的玫瑰花环状或管状。

组织学表现和患者年龄使"小蓝细胞瘤"的鉴别诊断包括：淋巴瘤、横纹肌肉瘤、尤因肉瘤 /PNET、神经母细胞瘤和肾母细胞瘤。标志物［如肌细胞生成蛋白、突触小泡蛋白、CD45、CD79a、结蛋白和O13（CD99）］的免疫表型分型有助于诊断。在细胞遗传学上，尤因肉瘤可表现为 t（11：22）。

参考文献

1. Lewis TB, Coffin CM, Bernard PS. Differentiating Ewing's sarcoma from other round blue cell tumors using a RT-PCR translocation panel on formalin-fixed paraffin-embedded tissues. *Mod Pathol*. 2007;20(3):397–404.
2. Renshaw AA, Perez-Atayde AR, Fletcher JA, Granter SR. Cytology of typical and atypical Ewing's sarcoma/PNET. *Am J Clin Pathol*. 1996;106(5):620–624.

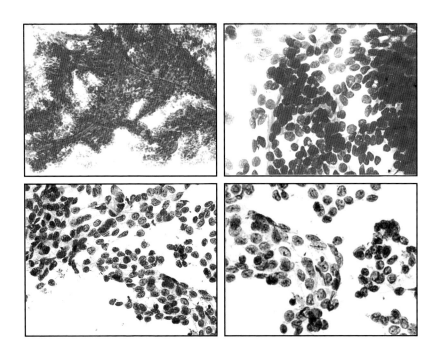

临床病史

女性，37 岁，有恶性肿瘤史。肝肿块 FNA。

请选择最佳诊断

a. 转移性甲状腺髓样癌

b. 转移性无性细胞瘤

c. 转移性乳腺小叶癌

d. 转移性颗粒细胞瘤（GCT）

e. 转移性结肠腺癌

答案及简要讨论

c. 转移性颗粒细胞瘤（GCT）

　　该抽吸标本由单一的肿瘤细胞群组成，横穿毛细血管。细胞核呈圆形至椭圆形，仅有少量束状的细胞质（因此 N/C 比值高）。在巴氏染色材料中仔细观察细胞核特征，可见染色质呈浅染色，有大量纵向核沟和不明显的核仁。没有发现明显的有丝分裂活性。

　　本例是一个典型的 GCT。应考虑甲状腺乳头状癌，因为二者的细胞核特征非常相似，但存在 Call Exner 小体和缺乏核内包涵体使 GCT 成为最可能的诊断。考虑到上述细胞形态学表现，其他诊断的可能性不大。GCT 是最常见的卵巢性索间质瘤，具有极强的雌激素活性，可导致老年患者绝经后出血和年轻女性月经过多。子宫内膜增生（或子宫内膜癌）通常伴有 GCT。这类肿瘤在临床上较独特，因为它们在初次诊断和切除后很长时间内都可能复发（据报道间隔超过 20 年）。肿瘤细胞对抑制素具有免疫反应性，预后相对较好，10 年生存率近 90%。

参考文献

1. Lal A, Bourtsos EP, Nayar R, DeFrias DV. Cytologic features of granulosa cell tumors in fluids and fine needle aspiration specimens. *Acta Cytol*. 2004;48(3):315–320.

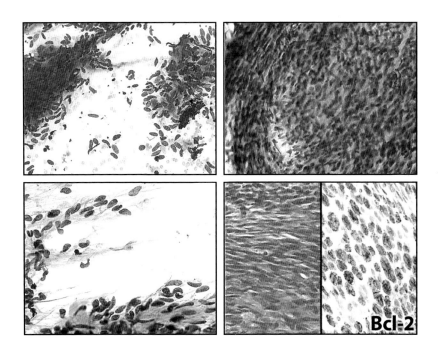

临床病史

女性，14 岁。小腿近端大软组织肿块（无骨质受累）FNA。

请选择最佳诊断

a. 尤因肉瘤 / 原始神经外胚叶肿瘤（PNET）

b. 滑膜肉瘤

c. 神经鞘瘤

d. 滤泡性淋巴瘤

e. 恶性黑色素瘤

答案及简要讨论

b. 滑膜肉瘤

该涂片细胞数量较多，可见大量大碎片和分散的单个细胞。肿瘤细胞隐约呈束状，稍显凌乱。在高倍镜下，这些细胞呈梭形外观，伴有少量完整的细长细胞和许多深染的裸核。大多数细胞核呈椭圆形，饱满至"雪茄状"，染色质细腻，无核仁。背景中未发现基质或类骨质。

活检可见核深染，细胞呈梭形。这些细胞的 N/C 比值高，细胞核深染，染色质呈细腻至细颗粒状。免疫染色 Bcl-2 呈阳性。EMA、S-100 蛋白和 CD34 无免疫反应（上图未显示）。

滑膜肉瘤（本例标本为单相型）的苏木精-伊红染色（HE 染色）为非常典型的深染，细胞核饱满呈梭形，细胞质很少。Bcl-2 免疫染色呈阳性有助于确诊。与神经鞘瘤相比，饱满且深染的细胞核和高 N/C 比值在滑膜肉瘤中较不典型。

考虑到患者的年龄和发病部位，临床还应考虑尤因肉瘤，虽然尤因肉瘤 /PNET 的 Bcl-2 呈阳性，但本例细胞形态学显然不是小圆蓝细胞肿瘤。同样，虽然滤泡性淋巴瘤通常存在涉及 Bcl-2 的易位，导致其过表达，但由于以梭形细胞和许多聚集片段为主，本例的细胞形态不是淋巴样细胞。

参考文献

1. Akerman M, Willen H, Carlen B, Mandahl N, Mertens F. Fine needle aspiration (FNA) of synovial sarcoma--a comparative histological-cytological study of 15 cases, including immunohistochemical, electron microscopic and cytogenetic examination and DNA-ploidy analysis. *Cytopathol*. 1996;7(3):187–200.
2. Costa MJ, Campman SC, Davis RL, Howell LP. Fine-needle aspiration cytology of sarcoma: retrospective review of diagnostic utility and specificity. *Diagn Cytopathol*. 1996;15(1):23–32.

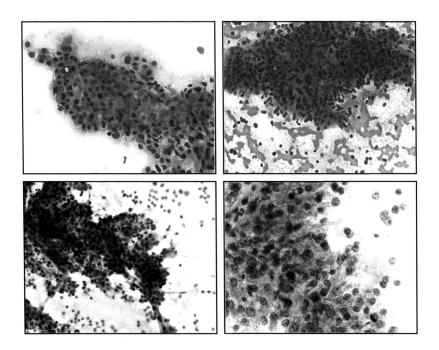

临床病史

女性，77 岁，有肝细胞癌病史。左侧锁骨 FNA。

请选择最佳诊断

a. 骨肉瘤
b. 转移性肝细胞癌
c. 转移性腺癌
d. 脂肪肉瘤
e. 大细胞淋巴瘤

答案及简要讨论

转移性肝细胞癌

该抽吸标本由大量聚集的碎片和多边形上皮细胞组成，细胞的 N/C 比值高，细胞核大而圆。染色质呈粗颗粒状，许多细胞有明显的核仁。聚集基团附近可见少量裸核。

上述细胞形态学特征符合转移癌。尽管应考虑软组织恶性肿瘤，但细胞的聚集性和形态学特征支持上皮起源。恶性多边形细胞与肝细胞相似。根据病史，疑诊转移性肝细胞癌。肝细胞 paraffin-1 免疫染色确认诊断。

参考文献

1. Siddiqui MT, Saboorian MH, Gokaslan ST, Ashfaq R. Diagnostic utility of the HepPar1 antibody to differentiate hepatocellular carcinoma from metastatic carcinoma in fine-needle aspiration samples. *Cancer.* 2002;96(1):49–52.

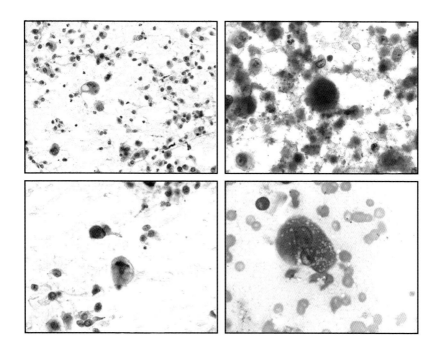

临床病史

男性，52 岁，有黑色素瘤和结肠腺癌病史。肝 FNA。

请选择最佳诊断

a. 巨细胞肝炎
b. 转移性结肠腺癌
c. 肝细胞癌
d. 转移性黑色素瘤
e. 棘球蚴病（棘球蚴囊）

答案及简要讨论

d. 转移性黑色素瘤

该抽吸标本由多边形肝细胞、血液和含粗糙棕色黑色素颗粒的明显非典型的散在分布的大细胞组成。非典型细胞的细胞核呈圆形，有多个明显的核仁和大核仁。黑色素掩盖了许多细胞形态学特征。Diff-Quik 染色制片中可见大核仁的特征性双核细胞。可见有丝分裂和异常有丝分裂。

上述形态学表现倾向于转移性恶性黑色素瘤诊断。恶性细胞中存在黑色素可基本排除其他诊断。与恶性黑色素瘤相比，癌细胞聚集性更强，多形性更小。此外，巨细胞肝炎是一种非特异性反应性疾病，有时在肝损伤后发生，最常见于新生儿。

参考文献

1. Parwani AV, Chan TY, Mathew S, Ali SZ. Metastatic malignant melanoma in liver aspirate: cytomorphologic distinction from hepatocellular carcinoma. *Diagn Cytopathol*. 2004;30(4):247–50.

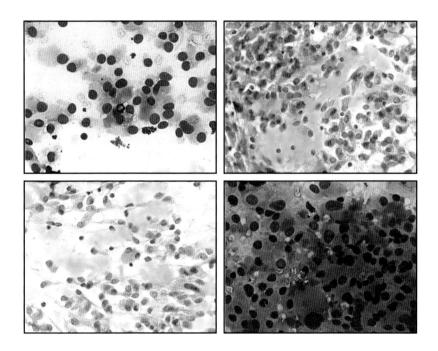

临床病史

　　女性，41 岁。0.6 cm 颈部肿块（Ⅲ级）FNA。

请选择最佳诊断

　　a. 甲状腺髓样癌
　　b. 副神经节瘤
　　c. 转移性肾细胞癌
　　d. 转移性黑色素瘤
　　e. 嗜酸细胞瘤

答案及简要讨论

a. 甲状腺髓样癌

涂片细胞数量多，为大量散在分布的单一细胞成分。细胞呈浆细胞样外观，含有丰富的颗粒状细胞质，部分颗粒呈红色。染色质呈"椒盐粒"外观，在巴氏染色涂片上最容易辨认。细胞核多形性少见；细胞核呈圆形，无明显的核仁。在巴氏染色和 Diff-Quik 染色中很容易识别无定形细胞外物质。

颈部肿块的鉴别诊断范围很广，因为该部位可能存在的组织很多（唾液腺、淋巴结、甲状腺等）。在本例中，神经内分泌特征（染色质模式、偏心且规则的圆形细胞核和散在分布的细胞）倾向于甲状腺髓样癌或副神经节瘤。然而，存在无定形物质（可能是淀粉样物质）高度提示甲状腺髓样癌，根据取样标本，它可能是转移至淋巴结或原发于甲状腺。患者没有临床病史，确诊需要降钙素（肿瘤细胞）或刚果红（淀粉样物质）染色。嗜铬粒细胞和突触小泡蛋白染色阳性不能排除没有淀粉样物质的副神经节瘤。

参考文献

1. Cibas ES, Ali SZ. The Bethesda system for reporting thyroid cytopathology. *Thyroid: Official Journal of the American Thyroid Association*. 2009;19(11):1159–1165.
2. Baloch ZW, Cibas ES, Clark DP, et al. The National Cancer Institute thyroid fine needle aspiration state of the science conference: a summation. *CytoJournal*. 2008;5:6.

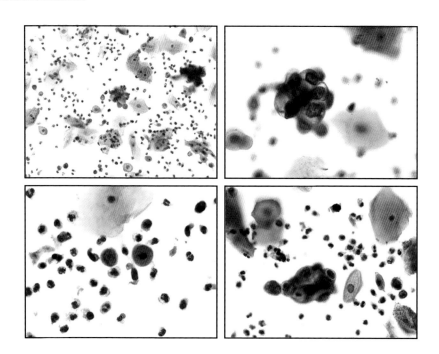

临床病史

女性，49 岁。液基巴氏染色（SurePath）。

请选择最佳诊断

a. 无上皮内病变和恶变，宫内节育器（IUD）继发性改变

b. 子宫内膜癌

c. 微腺体增生

d. 高级别鳞状上皮内病变

e. 输卵管化生

答案及简要讨论

b. 子宫内膜癌

巴氏染色标本由鳞状细胞和急性炎症背景下的罕见碎片和单个非典型腺细胞组成。非典型细胞呈圆形，N/C 比值增高，细胞核轮廓不规则，染色质聚集且有部分核仁。可见有丝分裂象。

上述特征需要进行组织学检查验证。非典型细胞的形态倾向于子宫内膜来源。在围绝经期和绝经后的女性中，存在非典型子宫内膜细胞尤其令人担忧。IUD 可能导致非典型子宫内膜细胞聚集或单个非典型子宫内膜细胞脱落，从而与癌细胞相似。因此在对体内有 IUD 的患者做出腺癌诊断时应谨慎。在本例中，非典型腺细胞（AGC）也是一个合理的诊断。后续活检确诊子宫内膜癌。

参考文献

1. Solomon D, Nayar R. *The Bethesda System for Reporting Cervical Cytology: Definitions, Criteria, and Explanatory Notes.* 2nd ed. New York, NY: Springer; 2006:123–156.
2. Sherman ME, Dasgupta A, Schiffman M, Nayar R, Solomon D: The Bethesda Interobserver Reproducibility Study (BIRST): a web-based assessment of the Bethesda 2001 System for classifying cervical cytology. *Cancer.* 2007;111(1):15–25.

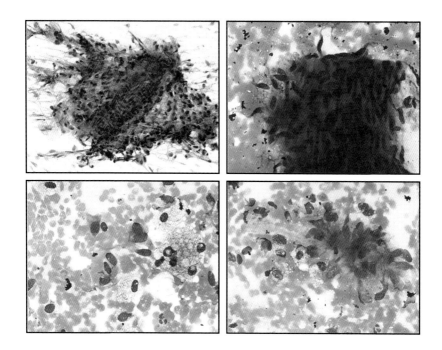

临床病史

男性，17 岁。快速增长的后膝关节肿块（2.2 cm）FNA。

请选择最佳诊断

    a. 腱鞘巨细胞瘤

    b. 黑色素瘤

    c. 结节性筋膜炎（NF）

    d. 高级别肉瘤

    e. 结核球

答案及简要讨论

c. 结节性筋膜炎（NF）

该涂片包含以碎片和单个细胞形式存在的梭形细胞。对于软组织肿块，涂片细胞数量较多。尽管存在轻度的细胞核多形性，但染色质淡染，未观察到明显的核仁。无有丝分裂象和坏死。在部分区域，细胞伴有黏液样基质。背景中还包含炎症细胞，包括多核的组织细胞。

NF可见于儿童和年轻人，表现为快速增长的皮下病变。一些病变表现为显著的多形性和有丝分裂活性，这可能导致初步考虑恶性过程。黏液样背景也可能提示其他黏液样病变，如黏液纤维肉瘤。细胞核淡，不能代表高级别肉瘤，但仍需与滑膜肉瘤进行鉴别。梭形细胞不是腱鞘巨细胞瘤的特征。虽然黑色素瘤可表现为梭形细胞形态，但不伴有基质材料。由于这些病变通常会自然消退，所以须注意不要对这些病变的FNA标本进行过度诊断。确诊需要结合临床病史和（或）芯针活检结果。

参考文献

1. Layfield LJ, Anders KH, Glasgow BJ, Mirra JM. Fine-needle aspiration of primary soft-tissue lesions. *Arch Path Lab Med.* 1986;110(5):420–424.

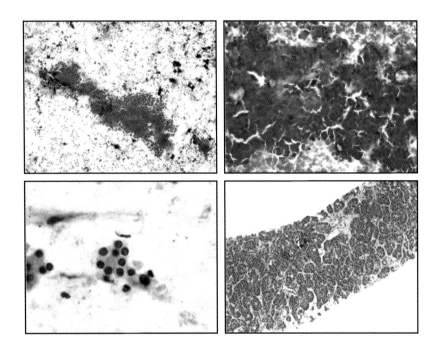

临床病史

男性，52 岁，出现梗阻性黄疸和体重减轻。累及胰腺周围软组织、肾周组织和腹膜后的多房肿块 FNA 和芯针活检。

请选择最佳诊断

    a. 腺泡细胞癌

    b. 淋巴上皮囊肿

    c. 假性囊肿

    d. 胰腺神经内分泌肿瘤

    e. 腺癌

答案及简要讨论

c. 假性囊肿

该涂片细胞较少，可见具有良性外观细胞核和腺泡排列的细胞。背景中有色素沉着物质和富含色素的巨噬细胞。在同一区域进行的芯针活检显示胰腺组织完全正常。

这是一个疑难病例，需要与临床团队和放射科医生密切沟通。该患者的临床表现疑似恶性过程，初步影像学检查考虑病变为肿瘤性。最初的几次取样细胞数量较多，但巴氏染色材料和活检结果显示胰腺组织正常。穿刺针定位于病变，而不是胰腺，但回顾 FNA 后的扫描结果显示出继发于多房囊性病变的解剖学改变。FNA 结果是描述性的，在鉴别诊断时需考虑非肿瘤性疾病。

对患者囊肿壁进行开放性活检，显示为没有上皮细胞和富含色素的巨噬细胞的炎症纤维组织，符合假性囊肿。

参考文献

1. Gonzalez Obeso E, Murphy E, Brugge W, Deshpande V. Pseudocyst of the pancreas: the role of cytology and special stains for mucin. *Cancer*. 2009;117:101–107.
2. Pitman MB, Deshpande V. Endoscopic ultrasound-guided fine needle aspiration cytology of the pancreas: a morphological and multimodal approach to the diagnosis of solid and cystic mass lesions. *Cytopathol*. 2007;18:331–347.

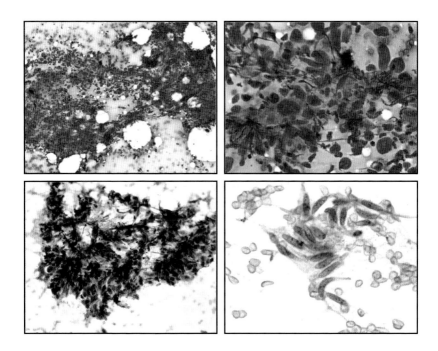

临床病史

女性，69 岁，左侧大腿瘢痕附近有一肿块。FNA。

请选择最佳诊断

a. 结节性筋膜炎（NF）

b. 隆凸性皮肤纤维肉瘤（DFSP）

c. 黑色素瘤

d. 高级别肉瘤，分型不明确（NOS）

e. 腺癌

答案及简要讨论

d. 高级别肉瘤，分型不明确（NOS）

这是一个明显异常的标本，包含大量增大的多形性细胞。这些细胞单独排列，形成小的组织碎片。它们具有中等量的细腻细胞质。仔细观察可发现一个圆润的纺锤体形状，且细胞核变钝。

细胞形态学特征足以将其归类为高级别恶性肿瘤，但也有一些线索可以消除其他诊断的可能性。本例没有黏液样背景（可见于 NF），也没有在黑色素瘤中所见的色素。没有发现 DFSP 中可见的层状形态，因此高级别肉瘤是最适选项。该患者有平滑肌肉瘤病史，且该肿瘤肌动蛋白染色阳性，但 S-1OO 蛋白染色阴性（未显示），符合复发性平滑肌肉瘤。

参考文献

1. Domanski HA, Akerman M, Rissler P, Gustafson P. Fine-needle aspiration of soft tissue leiomyo-sarcoma: an analysis of the most common cytologic findings and the value of ancillary techniques. *Diagn Cytopathol*. 2006;34:597–604.

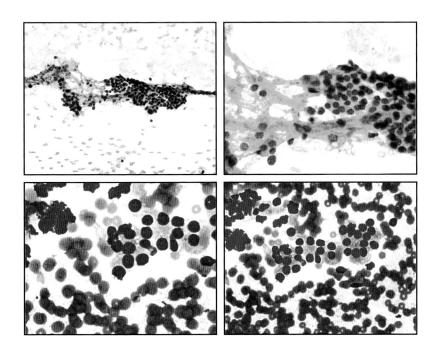

临床病史

男性，45岁。甲状腺右下极病变（2.3 cm）FNA。

请选择最佳诊断

a. 可疑滤泡性肿瘤

b. 甲状腺乳头状癌

c. 可疑许特莱细胞肿瘤

d. 甲状旁腺组织

e. 良性病变，符合腺瘤样结节

答案及简要讨论

d. 甲状旁腺组织

涂片显示干净的背景中可见小的单形性细胞，其有多个裸核。细胞核呈"椒盐粒"外观，并在部分区域形成微滤泡。该患者在切除肿块后被诊断为甲状旁腺腺瘤。他的临床病史包括血清钙和甲状腺旁激素（PTH）水平升高。

甲状旁腺细胞的细胞核通常为圆形至椭圆形，比红细胞小。即使在良性病变中，也可以发现较大的多形性细胞核。核仁通常不明显。细胞可能有细小的红色分泌颗粒（Diff-Quik 染色最易观察）。细胞也可形成微卵泡。可检测抽吸组织的 PTH 水平而确诊；PTH 的免疫染色也有助于诊断。

在 FNA 标本上很难区分甲状旁腺组织和甲状腺，10% 病例的病变共存于甲状旁腺组织和甲状腺。胶体和巨噬细胞的存在倾向于甲状腺来源（以及甲状腺球蛋白染色），甲状腺病变通常裸核较少，染色质粗糙，细胞更大。仅通过 FNA 可能很难区分其他神经内分泌肿瘤，如副神经节瘤和甲状腺髓样癌。

参考文献

1. Cibas ES, Ali SZ. The Bethesda system for reporting thyroid cytopathology. *Thyroid*. 2009;19: 1159–1165.
2. Baloch ZW, Cibas ES, Clark DP, et al. The National Cancer Institute thyroid fine needle aspiration state of the science conference: a summation. *Cytojournal*. 2008;5:6.

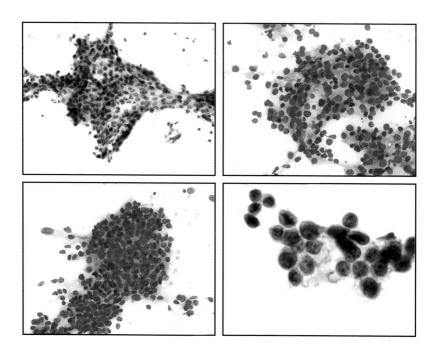

临床病史

女性，64 岁，有乳房切除术史，有甲状腺结节（2 cm）。甲状腺 FNA。

请选择最佳诊断

    a. 甲状腺乳头状癌

    b. 甲状腺髓样癌

    c. 甲状腺未分化癌

    d. 转移性癌，符合原发于乳腺

    e. 可疑滤泡性肿瘤

答案及简要讨论

d. 转移性癌，符合原发于乳腺

抽吸物显示恶性上皮细胞碎片，细胞核增大，具有多形性。这些细胞的细胞核轮廓不规则，染色质聚集。部分细胞有明显的核仁。背景由胶体、血液和良性甲状腺上皮组成。

甲状腺转移性癌相对少见。在因恶性肿瘤死亡的患者中，约10%患有甲状腺转移性疾病。多项病例报告和小型研究表明，许多原发性肿瘤可导致甲状腺继发性癌。罕见情况下，甲状腺转移性疾病可能在临床上表现为原发性甲状腺肿瘤。在本例中，细胞形态学特征可诊断为恶性肿瘤。但是，肿瘤形态学与甲状腺上皮来源不一致。甲状腺未分化癌具有异常的巨细胞或梭形细胞。甲状腺髓样癌的染色质呈"胡椒粒"状，通常没有核仁。免疫染色在鉴别甲状腺原发性癌和转移性甲状腺癌方面非常重要，但应记住，可能发生甲状腺球蛋白的扩散和被转移性肿瘤细胞吸收。在本例中，后续的影像学检查显示肝有转移性疾病，因此决定不切除甲状腺。

参考文献

1. Cibas ES, Ali SZ. The Bethesda system for reporting thyroid cytopathology. *Thyroid*. 2009;19: 1159–1165.
2. Baloch ZW, Cibas ES, Clark DP, et al. The National Cancer Institute thyroid fine needle aspiration state of the science conference: a summation. *Cytojournal*. 2008;5:6.

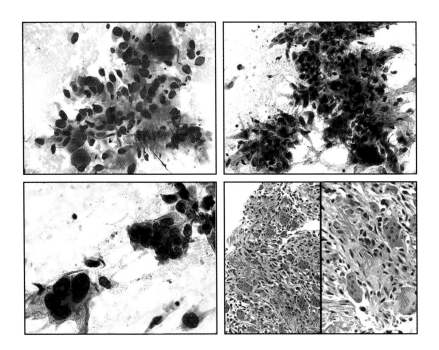

临床病史

男性，15 岁，右侧胫骨及右侧小腿软组织病变。影像学检查显示骨干处有一病变。倾向于良性病变，鉴别诊断包括骨纤维结构不良。FNA。

请选择最佳诊断

    a. 纤维肉瘤

    b. 软骨肉瘤

    c. 骨肉瘤

    d. 骨样骨瘤

    e. 骨化性肌炎

答案及简要讨论

c. 骨肉瘤

FNA 标本细胞数量较多，由多边形细胞和梭形细胞聚集而成。仔细观察可见多个多核巨细胞，部分细胞具有小的淡染核（破骨细胞巨细胞），另一些具有大的非典型核（多形巨细胞）。细胞间存在粉红色纤维物质，无明确的类骨质形成。细胞块标本显示巨细胞在椭圆形和浆细胞样恶性成骨细胞背景中聚集，与纤维样成骨组织交织在一起。

该标本存在梭形状细胞，且胞质细腻，细胞核呈放射状排列，提示肉瘤形成过程。除了在浆细胞样多边形细胞背景中发现多形性和非典型巨细胞外，这一发现提示骨肉瘤。抽吸标本上的基质组织很少。然而，在细胞块标本上有不规则的类骨物质，这符合骨肉瘤。

虽然非典型梭形细胞的存在可帮助鉴别肉瘤，但在没有类骨质的情况下，骨肉瘤很难通过 FNA 来诊断。抽吸标本上类骨质的量差异很大，通常很少或呈局灶性。在部分病例中，骨肉瘤可能表现为软骨样基质（成软骨细胞骨肉瘤）或纤维样基质（纤维肉瘤样高级别骨肉瘤），这增加了软骨肉瘤或纤维肉瘤的可能性。在这些病例中，活检可能有助于确定最终诊断。

骨肉瘤是最常见的骨原发性肿瘤，而软组织骨肉瘤则相对少见。骨肉瘤通常见于年轻患者，最常发生于股骨远端、胫骨上、肱骨上或胸骨。它们通常发生在长骨的干骺端，尽管几乎所有的骨骼部位都有报道。在本例中，X 线中骨干的位置易误诊为良性。

参考文献

1. Dodd LG, Scully SP, Cothran RL, Harrelson JM. Utility of fine-needle aspiration in the diagnosis of primary osteosarcoma. *Diagn Cytopathol*. 2002;27:350–353.
2. Bommer KK, Ramzy I, Mody D. Fine-needle aspiration biopsy in the diagnosis and management of bone lesions: a study of 450 cases. *Cancer*. 1997;81:148–156.

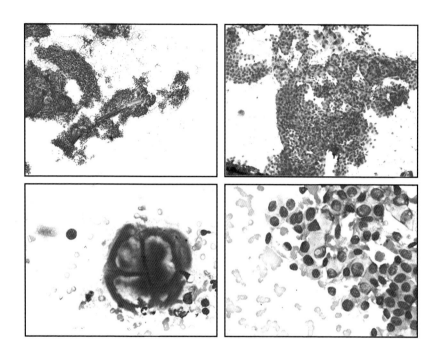

临床病史

男性，41 岁。甲状腺 FNA。

请选择最佳诊断

a. 可疑滤泡性肿瘤
b. 甲状腺乳头状癌（PTC）
c. 桥本甲状腺炎
d. 腺瘤样结节
e. 甲状腺髓样癌

答案及简要讨论

b. 甲状腺乳头状癌（PTC）

低倍镜下可见大量乳头状上皮碎片。仔细观察细胞可见细胞核密集、增大，有核沟和大量核内包涵体。还可见砂粒体。

这是一个诊断相对容易的 PTC 案例。抽吸物的细胞数量和组织碎片的结构令人担忧。高倍镜下所见的细胞核特征证实了 PTC 的诊断。

参考文献

1. Cibas ES, Ali SZ. The Bethesda system for reporting thyroid cytopathology. *Thyroid*. 2009;19:1159–1165.
2. Baloch ZW, Cibas ES, Clark DP, et al. The National Cancer Institute thyroid fine needle aspiration state of the science conference: a summation. *Cytojournal*. 2008;5:6.

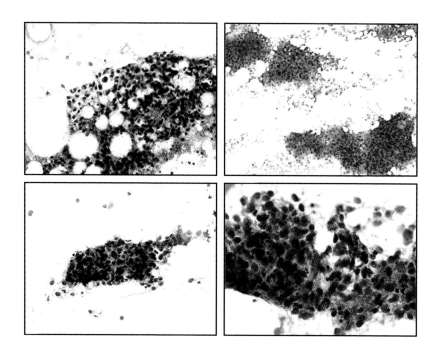

临床病史

男性，39岁，左侧颈部无压痛结节，上覆有瘢痕。软组织肿块 FNA。

请选择最佳诊断

    a. 伴有出血的肉芽组织

    b. 高级别肉瘤

    c. 结节性筋膜炎

    d. 转移性恶性黑色素瘤

    e. 肉芽肿性炎

答案及简要讨论

d. 转移性黑色素瘤

这些抽吸物涂片细胞数量较多，有梭形细胞和上皮样细胞。这些细胞表现出明显的细胞核多形性和核仁，仔细观察可见细胞质色素。

本例强调了复发性 / 转移性黑色素瘤的复杂特征。它是一种容易被误诊的恶性肿瘤，尤其是病史较长或既往未发现异常的患者。因此，在疾病鉴别诊断中要始终考虑该肿瘤的可能。

参考文献

1. Perry MD, Gore M, Seigler HF, Johnston WW. Fine needle aspiration biopsy of metastatic melanoma. A morphologic analysis of 174 cases. *Acta Cytol*. 1986;30:385–396.

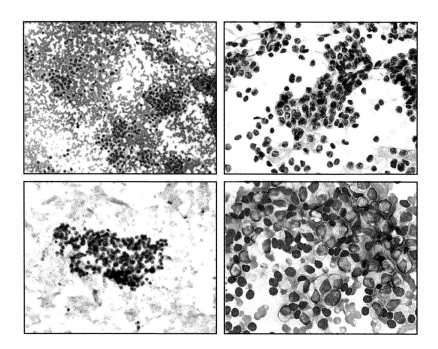

临床病史

男性，81岁，CT 显示肝病变。超声引导下 FNA。

请选择最佳诊断

　a.转移性神经内分泌肿瘤

　b.胆管错构瘤

　c.转移性腺癌

　d.小细胞癌

　e.肝细胞癌

答案及简要讨论

a. 转移性神经内分泌肿瘤

抽吸物涂片细胞数量丰富，几乎没有正常的肝细胞，高度怀疑为恶性肿瘤。片状和松散的细胞群呈单一的浆细胞样外观。细胞核均匀且呈圆形，染色质粗糙、有斑点。辅助的特殊染色显示细胞角蛋白和嗜铬粒蛋白阳性。

本例的细胞形态学特征最符合神经内分泌肿瘤，而不是腺癌。应考虑小细胞癌，但细胞核多形性的程度、缺少细胞核相互挤压和细胞核深染程度不足以诊断。

参考文献

1. Nicholson SA, Ryan MR. A review of cytologic findings in neuroendocrine carcinomas including carcinoid tumors with histologic correlation. *Cancer*. 2000;90:148–161.

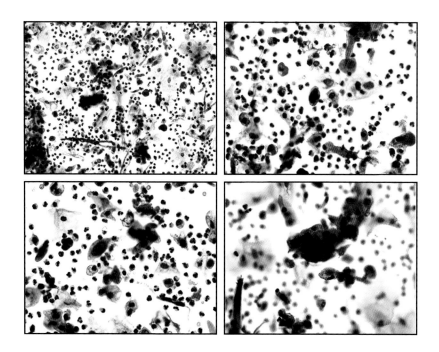

临床病史

　　男性，74 岁，患有血尿和排尿困难，尿液细胞学。

请选择最佳诊断

　　a. 伴有鳞状分化的高级别尿路上皮癌
　　b. 异型性结石
　　c. 腺性膀胱炎
　　d. 软斑
　　e. 念珠菌改变

答案及简要讨论

a. 伴有鳞状分化的高级别尿路上皮癌

尿液细胞学中细胞数量较多，有急性炎症的背景。有大量混杂的非典型细胞，表现为细胞核多形性、深染和不同程度的鳞状分化。

虽然结石可能造成显著的细胞异型性，但这种程度的异型性与细胞质鳞状分化相一致，倾向于恶性肿瘤的诊断。存在急性炎症但缺乏化生的腺细胞，排除了腺性膀胱炎的诊断。软斑会表现为肉芽肿性炎的背景，可能出现 Michaelis-Gutmann 小体。

参考文献

1. Hattori M, Nishimura Y, Toyonaga M, Kakinuma H, Matsumoto K, Ohbu M. Cytological significance of abnormal squamous cells in urinary cytology. *Diagn Cytopathol*. 2012;40:798–803.
2. Owens CL, Ali SZ. Atypical squamous cells in exfoliative urinary cytology: clinicopathologic correlates. *Diagn Cytopathol*. 2005;33:394–398.

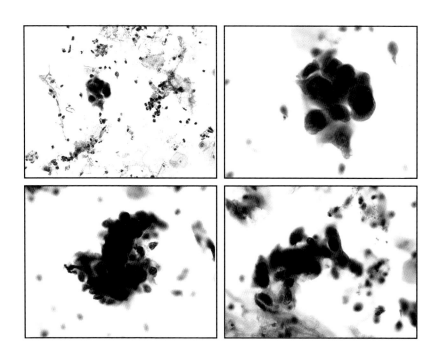

临床病史

　女性，38 岁，阴道镜检查异常。液基巴氏染色（SurePath）。

请选择最佳诊断

　a. 无明确诊断意义的非典型鳞状细胞
　b. 高级别鳞状上皮内病变（HSIL）
　c. 低级别鳞状上皮内病变
　d. 反应性上皮改变
　e. 非典型腺细胞

答案及简要讨论

b. 高级别鳞状上皮内病变（HSIL）

该玻片显示了一个相对干净的背景。可见大量深染、密集的鳞状细胞群。这些细胞具有边界不规则的多形性细胞核。没有观察到浸润。

同时进行的阴道镜活检显示为 HSIL。一旦发现 HSIL，应仔细检查载玻片以确定是否存在其他相关病变，如 HSIL 的腺体受累或原位腺癌。

参考文献

1. Sherman ME, Dasgupta A, Schiffman M, Nayar R, Solomon D. The Bethesda Interobserver Reproducibility Study (BIRST): a web-based assessment of the Bethesda 2001 System for classifying cervical cytology. *Cancer.* 2007;111:15–25.
2. Solomon D, Nayar R. *The Bethesda System for Reporting Cervical Cytology: Definitions, Criteria, and Explanatory Notes.* 2nd ed. New York, NY: Springer; 2006:67–88.

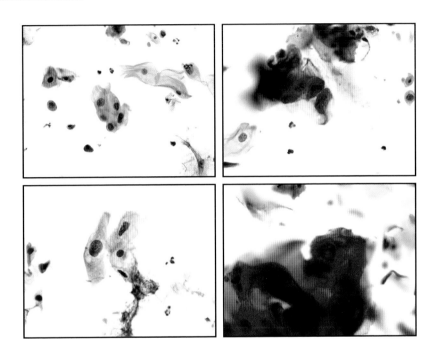

临床病史

男性，42 岁。肛门涂片。液基细胞巴氏染色（SurePath）。

请选择最佳诊断

a. 肛门上皮内肿瘤，Ⅰ级（AIN Ⅰ）

b. 反应性上皮改变

c. 肛门上皮内肿瘤，Ⅲ级（AIN Ⅲ）

d. 无明确诊断意义的不典型鳞状细胞

e. 鳞状细胞癌

答案及简要讨论

c.肛门上皮内肿瘤，Ⅲ级（AIN Ⅲ）

该涂片显示异型增生的鳞状细胞，细胞核深染、增大，细胞核轮廓不规则，细胞质含量中等，过度角化。背景包括急性炎症的斑片状区域。

上述特征远远超出反应性改变，甚至低级别异型增生的范围，符合 AIN Ⅲ。背景中偶尔可见细胞，提示 AIN Ⅰ。

参考文献

1. Darragh TM, Winkler B. Anal cancer and cervical cancer screening: key differences. *Cancer Cytopathol*. 2011;119:5–19.
2. Sherman ME, Dasgupta A, Schiffman M, Nayar R, Solomon D. The Bethesda Interobserver Reproducibility Study (BIRST): a web-based assessment of the Bethesda 2001 System for classifying cervical cytology. *Cancer*. 2007;111:15–25.

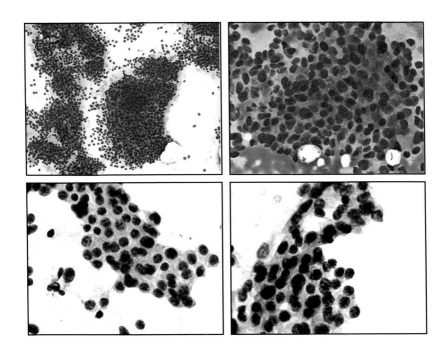

临床病史

男性，62 岁，肝多发性肿块。肝 FNA。

请选择最佳诊断

a. 肝细胞癌

b. 肝内胆管细胞癌

c. 转移性腺癌，符合原发于结肠

d. 转移性类癌

e. 肝腺瘤

答案及简要讨论

抽吸物标本显示了具有圆形、单形性细胞核、高 N/C 比值，以及颗粒状至斑点状染色质的细胞碎片及单个细胞。背景相对干净，只有很少的血液。

上述细胞核特征是类癌的典型特征。由于会将分泌产物释放到体循环中，转移至肝的胃肠道类癌可导致血管舒缩障碍和胃肠道蠕动增强。在临床上，该患者出现类癌综合征。芯针穿刺活检显示肿瘤细胞呈巢状排列，免疫组织化学染色可见嗜铬粒蛋白及突触小泡蛋白阳性，可以证明细胞的神经内分泌起源。

参考文献

1. Collins B'I, Cramer HM. Fine needle aspiration cytology of carcinoid tumors. *Acta Cytol.* 1996;40:695–707.

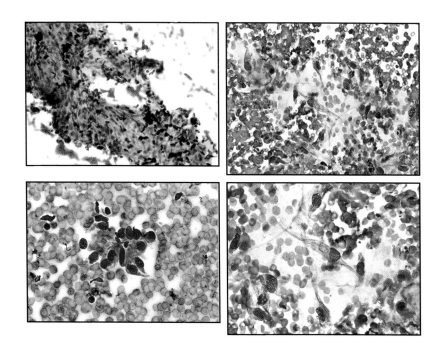

临床病史

男性，33 岁，患有艾滋病（AIDS）合并腹股沟淋巴结病。右侧腹股沟淋巴结 FNA。

请选择最佳诊断

　　a. 无诊断意义的 FNA 标本

　　b. 具有肉芽肿特征的淋巴样增生

　　c. 卡波西肉瘤（KS）

　　d. 恶性周围神经鞘瘤（MPNST）

　　e. 转移性黑色素瘤

答案及简要讨论

c. 卡波西肉瘤（KS）

该涂片细胞数量较少，可见在大量血液背景中包含散在的组织碎片和单个梭形细胞。细胞核呈椭圆形至细长形，部分细胞具有纤维状细胞质。可见散在的裸核。淋巴结成分也存在于其他区域（上图未显示）。

这些发现符合播散性 KS。KS 是一种罕见肿瘤，但却是 AIDS 患者最常见的肉瘤。目前的证据表明其与人类疱疹病毒 8 感染有关。与大多数肉瘤不同，KS 常播散至淋巴结。虽然梭形细胞肿瘤还需与神经源性肿瘤相鉴别，但 MPNST 通常具有更高级别的细胞核，并且有时其背景中可见坏死。虽然本例中可见中性粒细胞，但它们只是血液背景的组成部分。在临床上，该患者在进行淋巴结 FNA 时发现其四肢存在多个 KS 病变。细胞块标本免疫染色提示血管标志物（CD31、CD34）呈阳性。

参考文献

1. Hales M, Bottles K, Miller T, Donegan E, Ljung BM. Diagnosis of Kaposi's sarcoma by fine-needle aspiration biopsy. *Am J Clin Pathol*. 1987;88:20–25.

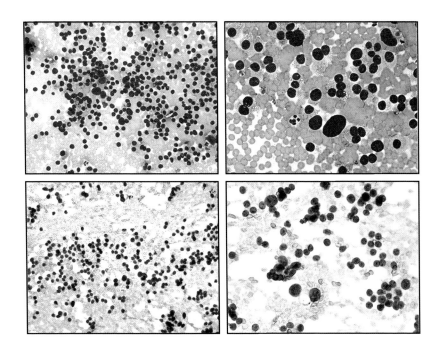

临床病史

　　女性，52岁，有甲状腺切除术史，但无法回忆最终诊断。甲状腺床肿块 FNA。

请选择最佳诊断

　　a. 异位甲状腺组织

　　b. 甲状腺髓样癌

　　c. 可疑许特莱细胞肿瘤

　　d. 可疑滤泡性肿瘤

　　e. 甲状腺乳头状癌

答案及简要讨论

b. 甲状腺髓样癌

图中可见大量具有淋巴浆细胞特征的松散聚集的细胞。细胞核呈圆形，具有典型的"椒盐粒"外观。

甲状腺髓样癌的特征是具有独特的细颗粒状染色质的肿瘤性神经内分泌细胞。虽然甲状腺髓样癌可见许特莱细胞和梭形细胞，但细胞比例因不同病例而异，本例以淋巴浆细胞样细胞为主。对外院的原始甲状腺切除标本的复核证实了甲状腺髓样癌的初步诊断。

参考文献

1. Baloch ZW, Cibas ES, Clark DP, et al. The National Cancer Institute thyroid fine needle aspiration state of the science conference: a summation. *Cytojournal*. 2008;5:6.
2. Cibas ES, Ali SZ. The Bethesda system for reporting thyroid cytopathology. *Thyroid*. 2009;19: 1159–1165.

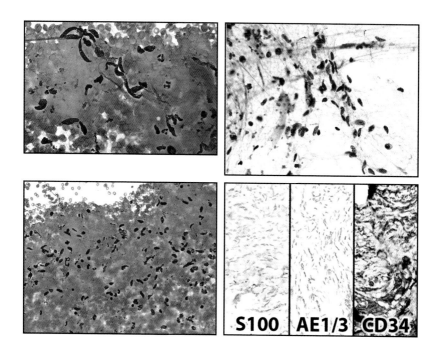

临床病史

男性，84 岁，常规随访中发现前纵隔肿块（4 cm）。FNA。

请选择最佳诊断

a. 平滑肌瘤

b. 孤立性纤维性肿瘤（SFT）

c. 黏液瘤

d. 神经鞘瘤

e. 高级别多形性肉瘤

答案及简要讨论

b. 孤立性纤维性肿瘤（SFT）

低倍镜图像显示了干净背景中的细胞碎片。仔细观察可见梭形细胞松散聚集成团，细胞核淡染，细胞质稀少。细胞核呈椭圆形，轮廓规则，染色质均匀。这些细胞簇混合在细腻的微脉管系统背景中。S-100 蛋白和 AE1/3 染色为阴性，CD34 为阳性。

SFT 是淡染的间充质肿瘤，肿瘤通常很小，且边界清楚。最常见于胸膜，但也有报道累及头部、颈部、背部、眼眶、腹股沟及臀部。

在组织学上，这些病变由梭形细胞束组成，应注意与其他由梭形细胞组成的病变［如平滑肌瘤、纤维瘤病、胃肠道间质瘤（GIST）、黑色素瘤及恶性纤维组织细胞肿瘤（MFH）］相鉴别。SFT 具有细胞和间质硬化的交替结构，没有极性。纤维瘤病具有淡染的梭形细胞，胞质具有双极性，有时可呈现"鱼群"模式。平滑肌瘤具有钝端细胞核，核周有空泡。神经鞘瘤和神经纤维瘤具有逗号形细胞核。GIST 通常表现为上皮样细胞区或梭形细胞区。黑色素瘤或 MFH 通常具有细胞学异型性。

参考文献

1. Clayton AC, Salomao DR, Keeney GL, Nascimento AG. Solitary fibrous tumor: a study of cytologic features of six cases diagnosed by fine-needle aspiration. *Diagn Cytopathol*. 2001;25:172–176.
2. Ali SZ, Hoon V, Hoda S, Heelan R, Zakowski MF. Solitary fibrous tumor. A cytologic-histologic study with clinical, radiologic, and immunohistochemical correlations. *Cancer*. 1997;81(2):116–121.

案例
106

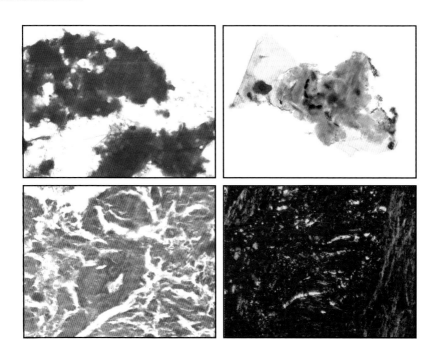

临床病史

女性，77岁，有长期吸烟史，因气短就诊。胸部 X 线检查提示双肺多发结节状密度影。超声引导下经胸肺 FNA。

请选择最佳诊断

    a. 软骨样化生

    b. 淀粉样结节

    c. 坏死性非小细胞癌

    d. 正常肺组织

    e. 肺脓肿

答案及简要讨论

b. 淀粉样结节

无定形蜡状物质小球遍布整个细胞涂片。涂片上大部分无细胞。刚果红染色涂片显示苹果绿色双折射。

患者的临床表现令人担忧，考虑为肺癌、肺部转移性病变或感染性疾病等多种疾病。但抽吸细胞学标本不能诊断以上任何一种疾病。刚果红染色证实无定形小球为淀粉样物质。呈结节状支气管或结节状肺实质分布的淀粉样变性在影像学检查中可表现为孤立性或多发性结节状病变。淀粉样变性还可表现为在血管中呈弥漫分布或在肺泡间隔中呈弥漫分布。

参考文献

1. Dundore PA, Aisner SC, Templeton PA, Krasna MJ, White CS, Seidman JD. Nodular pulmonary amyloidosis: diagnosis by fine-needle aspiration cytology and a review of the literature. *Diagn Cytopathol.* 1993;9:562–564.

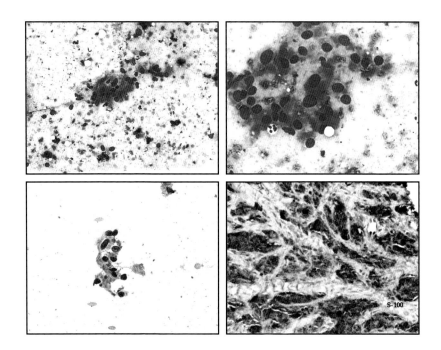

临床病史

女性，4 岁。前臂病变（3 cm）FNA。行 S-100 蛋白免疫染色。

请选择最佳诊断

a. 朗格汉斯细胞组织细胞增生症

b. 颗粒细胞瘤（GCT）

c. 腺泡状软组织肉瘤

d. 上皮样肉瘤

e. 梅克尔细胞癌

答案及简要讨论

b. 颗粒细胞瘤（GCT）

抽吸物涂片显示散在的圆形至多边形的细胞，细胞核呈偏心圆形，核仁明显，细胞质丰富且呈颗粒状。可见许多裸核，背景中可见颗粒状碎片。这些细胞对 S-100 蛋白具有免疫反应性。

上述细胞形态学和免疫组织化学结果符合 GCT。GCT 的来源仍存在争议，但大多数该领域的学者支持施万细胞来源。GCT 多见于成人，但也可发生于儿童。该肿瘤分布范围很广，最常发生于舌部，但包括四肢在内的其他部位也可出现该肿瘤。几乎所有病例均为 S-100 蛋白阳性。发生于上皮表面的肿瘤有时会出现继发性上皮增生，可能被误诊为癌。绝大多数 GCT 为良性，但也有远处转移的报道。

参考文献

1. Liu K, Madden JF, Olatidoye BA, Dodd LG. Features of benign granular cell tumor on fine needle aspiration. *Acta Cytol*. 1999;43:552–557.

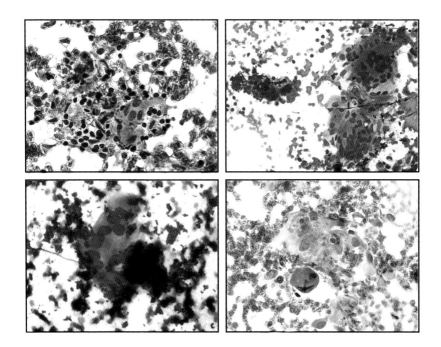

临床病史

　　女性，59岁，常在夜间出现全身性肌痛、发热、寒战及强直，伴有左侧颈部及左耳疼痛。甲状腺超声显示甲状腺右叶不均匀增大。放射科医师无法判断是大结节取代了整个右叶还是右叶弥漫性增生。超声引导下 FNA。

请选择最佳诊断

　　a. 腺瘤样结节
　　b. 桥本甲状腺炎
　　c. 转移性乳腺导管癌
　　d. 可疑滤泡性肿瘤
　　e. 肉芽肿性甲状腺炎

答案及简要讨论

e. 肉芽肿性甲状腺炎

背景中可见胶质与散在的滤泡上皮细胞混合。可见大量组织细胞，偶见巨细胞。极少数巨细胞似乎可见吞噬胶质现象。

图中无肿瘤细胞群。存在巨细胞和组织细胞符合肉芽肿性甲状腺炎。建议进行微生物培养以排除抗酸杆菌与真菌感染。其他类似肉芽肿性甲状腺炎的实体病变包括触诊甲状腺炎及结节病。尽管缺乏淋巴细胞背景，但考虑到该患者为中年女性，近期发热随后出现颈部疼痛伴吞咽困难的典型临床表现，最终考虑可能是亚急性甲状腺炎（deQuervain 甲状腺炎）。

参考文献

1. Baloch ZW, LiVolsi VA, Asa SL, et al. Diagnostic terminology and morphologic criteria for cytologic diagnosis of thyroid lesions: a synopsis of the National Cancer Institute thyroid fine-needle aspiration state of the science conference. *Diagn Cytopathol*. 2008;36:425–437.
2. Cibas ES, Ali SZ. The Bethesda system for reporting thyroid cytopathology. *Thyroid*. 2009;19: 1159–1165.

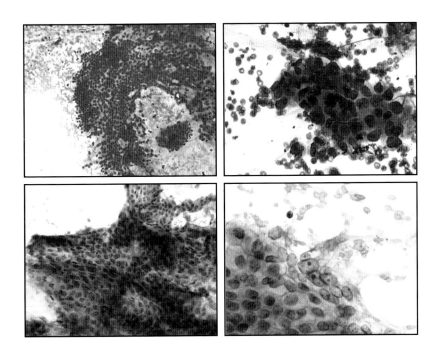

临床病史

男性，49 岁，患有梗阻性黄疸，发现胰头肿块（5 cm）。经腹超声引导下胰腺 FNA。

请选择最佳诊断

a. 胰腺炎

b. 胰腺假性囊肿

c. 胰腺癌

d. 导管内乳头状黏液性肿瘤

e. 胰腺神经内分泌肿瘤

答案及简要讨论

c. 胰腺癌

抽吸物标本细胞数量多，主要由导管细胞组成。涂片细胞排列紊乱，细胞核间距不均匀、拥挤。在高倍镜下，许多导管细胞具有明显的核仁且核膜不规则。

在本例中，第一条诊断线索是病变标本细胞数量多，以成片的导管细胞为主。细胞涂片样本中细胞排列紊乱是癌的另一个特征。高倍镜下的线索是核膜不规则和大核仁。胰腺癌必须与胰腺炎相鉴别，这两种疾病具有显著的临床相似性，均可出现梗阻性黄疸、疼痛和体重减轻。胰腺炎的 FNA 标本表现为细胞稀疏，通常以导管细胞为主。胰腺炎细胞学标本中也可观察到明显的核异型性，但明显的核膜不规则和大核仁提示癌。

参考文献

1. Bellizzi AM, Stelow EB. Pancreatic cytopathology: a practical approach and review. *Arch Pathol Lab Med.* 2009;133:388–404.

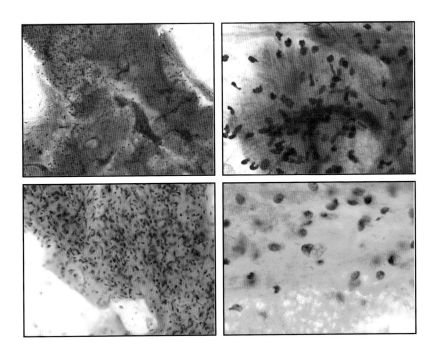

临床病史

男性，41岁，既往体健，出现未累及股骨的腿部软组织肿块（10 cm）。病灶FNA。

请选择最佳诊断

a. 结节性筋膜炎（NF）

b. 缺血性筋膜炎

c. 黏液性脂肪肉瘤（ML）

d. 黏液样软骨肉瘤

e. 骨化性肌炎

答案及简要讨论

c. 黏液性脂肪肉瘤（ML）

抽吸物标本显示丰富的黏液样物质和散在的梭形细胞，偶见成脂肪细胞。成脂肪细胞由于细胞质空泡而出现核凹痕。梭形细胞和成脂肪细胞聚集在复杂的分支毛细血管网周围。

本例显示了 ML 的特征。ML 是最常见的脂肪肉瘤类型，明显好发于下肢，尤其是大腿。即使没有成脂肪细胞，丰富的分支毛细血管网也是 ML 的特征。NF 和缺血性筋膜炎均为良性间充质增生性过程，可能被误诊为肉瘤。NF 的临床特征是生长迅速（数天至数周），有时与局部创伤有关。缺血性筋膜炎通常发生于因骶骨固定而无法活动的患者，其特征是被新生血管和增殖的肌成纤维细胞包绕的坏死区。任何可导致 10 cm 肿块的病变均值得被关注。

参考文献

1. Gonzalez-Campora R, Otal-Salaverri C, Hevia-Vazquez A, Munoz-Munoz G, Garrido-Cintado A, Galera-Davidson H. Fine needle aspiration in myxoid tumors of the soft tissues. *Acta Cytol*. 1990;34:179–191.
2. Wakely PE, Jr., Geisinger KR, Cappellari JO, Silverman JF, Frable WJ. Fine-needle aspiration cytopathology of soft tissue: chondromyxoid and myxoid lesions. *Diagn Cytopathol*. 1995;12: 101–105.

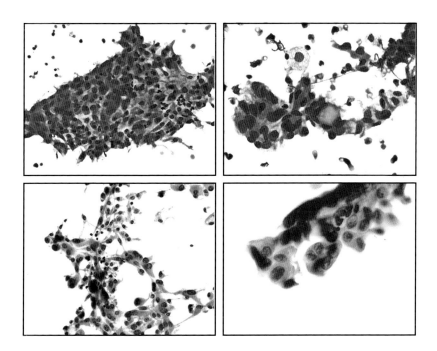

临床病史

女性，28 岁。甲状腺 FNA。

请选择最佳诊断

a. 良性病变，符合腺瘤样结节
b. 可疑滤泡性肿瘤
c. 可疑恶性肿瘤
d. 甲状腺未分化癌
e. 甲状腺髓样癌

答案及简要讨论

c. 可疑恶性肿瘤

抽吸物标本细胞数量丰富，可见大量片状组织碎片，背景中基本没有胶质。上皮组织碎片具有中度异型性，细胞结构紊乱。细胞核拥挤、增大，有一些可辨认的核仁。偶尔可见核沟，以及微滤泡形成。上皮细胞中混有大量小的淋巴细胞和散在的组织细胞。未识别出核内包涵体及砂粒体。

这是一个疑难病例。尽管样本细胞数量多，细胞结构紊乱应考虑甲状腺乳头状癌（PTC），但细胞核特征并不符合其诊断标准。在慢性淋巴细胞性甲状腺炎的背景下解释增殖性上皮病变的细胞学抽吸物标本是甲状腺细胞学中常见的诊断难题。对于桥本甲状腺炎背景下 PTC 的细胞学诊断，存在强制性最低标准。经过多次讨论，对该病例不能做出明确的细胞学诊断。随后的切除病理标本证实为桥本甲状腺炎背景下的非典型乳头状增生。

参考文献

1. Baloch ZW, Cibas ES, Clark DP, et al. The National Cancer Institute thyroid fine needle aspiration state of the science conference: a summation. *Cytojournal*. 2008;5:6.
2. Cibas ES, Ali SZ. The Bethesda system for reporting thyroid cytopathology. *Thyroid*. 2009;19: 1159–1165.

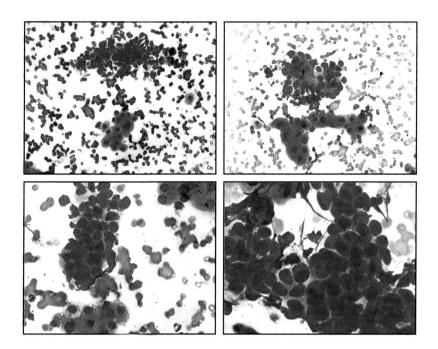

临床病史

　　女性，62 岁。肝 FNA。

请选择最佳诊断

　　a. 低分化肝细胞癌（HCC）

　　b. 腺癌，倾向于胆管癌

　　c. 符合梗阻的胆管增生

　　d. 高度可疑为癌的非典型碎片

　　e. 符合病毒性肝炎的反应性改变

答案及简要讨论

b. 腺癌，倾向于胆管癌

抽吸物标本显示细胞碎片和单个良性肝细胞及相邻的明显恶性的上皮细胞聚集成团。恶性细胞结构紊乱，细胞核拥挤、重叠。细胞具有增大的多形性细胞核和少量细胞质。背景较干净。

上述细胞形态学特征超出了反应性增生的范围，可诊断为腺癌。该患者有胆管癌病史，本次为复发性病变。虽然需考虑 HCC 的诊断，但该恶性细胞与肝细胞没有相似之处，且不存在血管结构 / 内皮包绕。根据临床情况也应考虑转移性腺癌，大多数病例不能通过细胞形态学特征鉴别胆管癌。

参考文献

1. Bottles K, Cohen MB. An approach to fine-needle aspiration biopsy diagnosis of hepatic masses. *Diagn Cytopathol*. 1991;7:204–210.

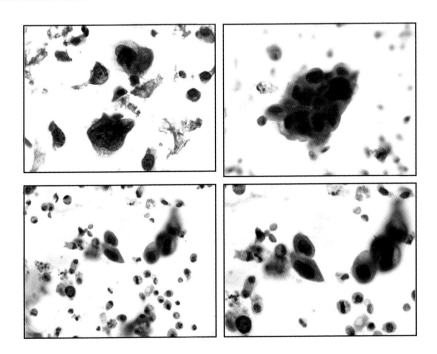

临床病史

　　男性，73岁，因尿路上皮癌行根治性膀胱切除术。回肠导管术（新膀胱）内容物。

请选择最佳诊断

　　a. 多瘤病毒的致细胞病变

　　b. 退行性异型性，未发现恶性证据

　　c. 良性回肠导管术内容物

　　d. 高级别尿路上皮癌

　　e. 肾细胞癌

答案及简要讨论

d. 高级别尿路上皮癌

该标本显示了片状和单个恶性细胞，背景有退化的肠细胞和细胞碎片。恶性细胞为中等大小，细胞核深染，核膜不规则。该细胞的细胞质量适中，呈局部空泡状。

上述细胞学特征符合尿路上皮癌。尿路上皮癌占原发性膀胱肿瘤的 90%。与吸烟及苯胺染料的环境暴露有关。最重要的预后指标是手术分期，严重浸润性尿路上皮癌患者的 5 年生存率为 45% ～ 55%。

参考文献

1. Rosenthal DL, VandenBussche CJ, Burroughs FH, Sathiyamoorthy S, Guan H, Owens C. The Johns Hopkins Hospital template for urologic cytology samples: part i-creating the template. *Cancer Cytopathol.* 2013;121(1):15–20.
2. Owens CL, VandenBussche CJ, Burroughs FH, Rosenthal DL. A review of reporting systems and terminology for urine cytology. *Cancer Cytopathol.* 2013;121(1):9–14.

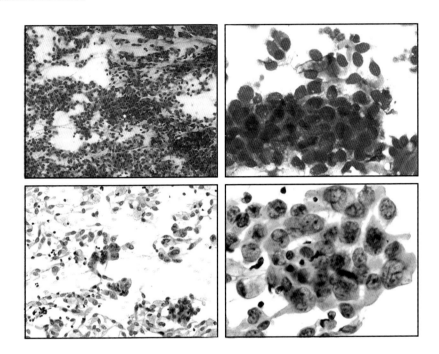

临床病史

男性，46 岁，有肺部肿块（2.5 cm）。该患者有吸烟史（20 包 / 年），近 3 个月非预期体重下降 15 磅（1 磅 ≈ 0.45 千克），经支气管组织穿刺活检未发现恶性肿瘤依据。支气管镜冲洗液标本。

请选择最佳诊断

    a. 储备细胞增生

    b. 纤毛支气管上皮细胞伴反应性改变

    c. 非小细胞肺癌

    d. 非典型鳞状上皮化生

    e. 小细胞肺癌

答案及简要讨论

c. 非小细胞肺癌

　　该标本以极化的良性呼吸道上皮细胞为主，具有终板和纤毛。然而，在良性细胞中混合有第二种上皮细胞群，它们具有更大的多形性细胞核且结构紊乱，包括拥挤和重叠。高倍镜下可见非典型细胞具有不规则的核膜和聚集的染色质。部分非典型细胞的细胞质呈细空泡状，提示腺体分化。

　　这是一个疑难病例，但较小的非典型细胞群符合恶性肿瘤诊断标准。在进行肺部病灶 FNA 时，发现该患者肝和一侧肾上腺有转移性病变的影像学依据。活检标本未见恶性肿瘤依据是一个显而易见的活检失误。该患者开始接受化疗，影像学检查观察到初始肿瘤反应（包括肺部病变）。但最终患者在诊断 9 个月后死于转移性病变。

参考文献

1. Solomon DA, Solliday NH, Gracey DR. Cytology in fiberoptic bronchoscopy: comparison of bronchial brushing, washing and post-bronchoscopy sputum. *Chest*. 1974;65(6):616–619.

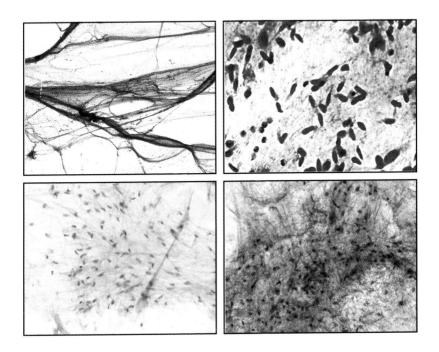

临床病史

　　女性，34 岁。右侧小腿前侧肿块（6 cm）FNA。S-100 蛋白免疫组织化学染色呈阴性（未图示）。

请选择最佳诊断

　　a. 黏液样脂肪肉瘤

　　b. 黏液样软骨肉瘤

　　c. 黏液瘤

　　d. 黏液纤维肉瘤

　　e. 恶性黑色素瘤

答案及简要讨论

c. 黏液瘤

在黏液样背景中可见大量梭形细胞。虽然大多数细胞淡染，但部分细胞具有轻度细胞学异型性和增大的多形性细胞核。未见血管及有丝分裂象。

涂片及细胞块标本缺乏血管分布可能提示黏液样脂肪肉瘤的血管分布；黏液样脂肪肉瘤的特征是显著的血管分布，在组织学切片上显示为"鸡丝样"模式。缺乏成软骨细胞不支持诊断黏液样软骨肉瘤。虽然该 FNA 标本可能提示良性病变（即黏液瘤），但病变中的局灶性非典型性仍应考虑低级别肉瘤，不能明确诊断。随后的肿块沽检诊断为黏液瘤。虽然该病变具有局灶性细胞核增大的区域，但总体而言，它没有足够的血管分布或非典型性来确定肉瘤的诊断。

参考文献

1. Wakely PE Jr Geisinger KR, Cappellari JO, Silverman JF, Frable WJ. Fine-needle aspiration cytopathology of soft tissue: chondromyxoid and myxoid lesions. *Diagn Cytopathol*. 1995;12:101–105.
2. Wakely PE Jr. Myxomatous soft tissue tumors: correlation of cytopathology and histopathology. *Ann Diagn Pathol*. 1999;3:227–242.

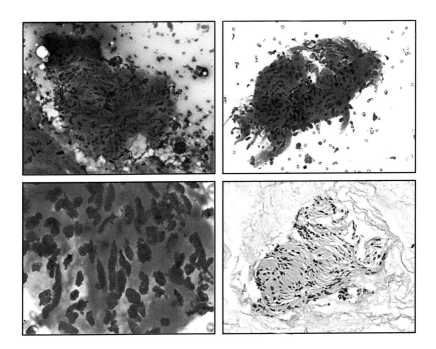

临床病史

男性，70 岁，右侧面颊部肿块进行性增大 1 年。体格检查显示下颌后腮腺有一个可移动的肿块（3 cm），神经系统检查显示右眼不能自主闭合。右侧腮腺肿块 FNA。

请选择最佳诊断

　f. 腺样囊性癌

　g. 多形性腺瘤

　h. 平滑肌肉瘤

　i. 神经鞘瘤

　j. 梭形细胞肿瘤，符合转移性恶性黑色素瘤

答案及简要讨论

抽吸物标本显示大量具有棒状细胞核的梭形细胞，这些细胞聚集成团，不是细胞涂片常见的单个分散的细胞。未观察到有丝分裂活性。免疫组织化学染色显示细胞对 S-100 蛋白有免疫反应性（未显示）。

虽然唾液腺肿块伴面神经麻痹的临床病史可能提示腺样囊性癌，但抽吸物标本没有特征性的基底样细胞或透明小球。细胞块标本和免疫染色对诊断很有帮助；S-100 蛋白阳性 Verocay 小体可诊断神经鞘瘤。在适当的临床情况（即既往病史）下，可能会考虑诊断为转移性梭形细胞黑色素瘤，但抽吸物标本中的细胞非常淡染，且没有有丝分裂活性。随后的手术切除证实了神经鞘瘤的诊断。

参考文献

1. Yu GH, Sack MJ, Baloch Z, Gupta PK. Difficulties in the fine needle aspiration (FNA) diagnosis of schwannoma. *Cytopathology*. 1999;10:186–194.
2. Assad L, Treaba D, Ariga R, et al. Fine-needle aspiration of parotid gland schwannomas mimicking pleomorphic adenoma: a report of two cases. *Diagn Cytopathol*. 2004;30:39–40.
3. Kapila K, Mathur S, Verma K. Schwannomas: a pitfall in the diagnosis of pleomorphic adenomas on fine-needle aspiration cytology. *Diagn Cytopathol*. 2002;27:53–59.

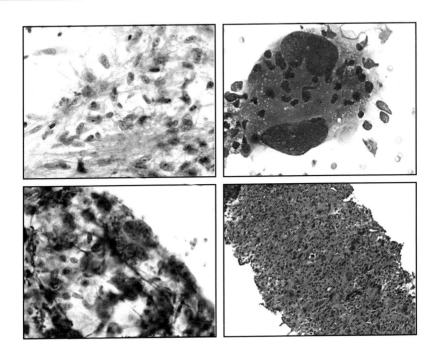

临床病史

　　男性，53岁，腹部 CT 发现进行性增大的肝肿块（6 cm）。患者有骶骨脊索瘤病史，于本次就诊前 18 个月进行首次切除术；手术后约 1 年，肿瘤在骶骨复发并显示广泛的去分化高级别肉瘤区域。肝肿块 FNA 和芯针穿刺活检。

请选择最佳诊断

　　a. 转移性高级别多形性肉瘤

　　b. 肝细胞癌（HCC）

　　c. 转移性黑色素瘤

　　d. 转移性腺癌，符合原发于结肠

　　e. 血管瘤

答案及简要讨论

a. 转移性高级别多形性肉瘤

　　在涂片和芯针穿刺活检可见大量大的多形性细胞，具有极其非典型的有丝分裂和高度非典型的细胞核。其细胞核比淋巴细胞的细胞核大很多倍，染色质非常粗糙，有多个核仁。高级别恶性肿瘤的特征很明显。

　　肝抽吸物标本中的细胞在形态学上与先前去分化肉瘤中观察到的细胞相似。如果没有临床病史，肝多形性粉红色细胞肿瘤的鉴别诊断包括黑色素瘤、HCC 和肾上腺皮质癌。

参考文献

1. Willen H, Akerman M, Carlen B. Fine needle aspiration (FNA) in the diagnosis of soft tissue tumours; a review of 22 years experience. *Cytopathology*. 1995;6:236–247.

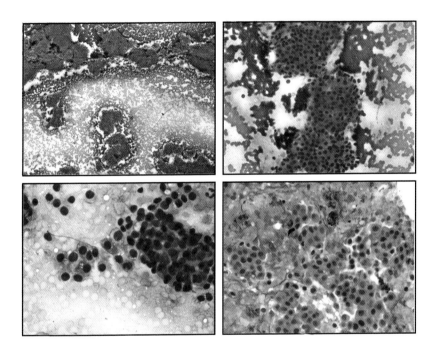

临床病史

女性，57 岁。经腹超声引导下胰腺肿块（3 cm）FNA。

请选择最佳诊断

a. 腺泡细胞癌

b. 导管腺癌

c. 胰腺神经内分泌肿瘤（PanNET）

d. 慢性胰腺炎

e. 实性假乳头状瘤

答案及简要讨论

a. 腺泡细胞癌

该抽吸物标本细胞数量丰富，可见单一细胞成分呈片状聚集。碎片拥挤无序，细胞具有圆形细胞核，通常呈偏心，N/C 比值增高，细胞质呈颗粒状。无导管成分。

只存在一种细胞类型提示这是一个肿瘤性过程。在本例中，主要是鉴别 PanNET 和腺泡细胞癌。如果没有免疫组织化学染色，仅通过细胞形态学进行区分是非常困难的。胰腺腺泡细胞癌占胰腺恶性肿瘤的不足 5%，男性稍多见。肿瘤可以具有腺泡或实体生长模式，且倾向于具有相对一致的圆形至椭圆形细胞核。胰蛋白酶、胰凝乳蛋白酶、淀粉酶和脂肪酶的免疫组织化学染色通常呈阳性。播散性脂肪坏死、多关节炎和嗜酸性粒细胞增多症的临床综合征与这些肿瘤有关，是脂肪酶或其他消化酶分泌的结果。腺泡细胞癌的预后差，大多数患者在诊断后数月内死亡。

参考文献

1. Stelow EB, Bardales RH, Shami VM, et al. Cytology of pancreatic acinar cell carcinoma. *Diagn Cytopathol*. 2006;34:367–372.

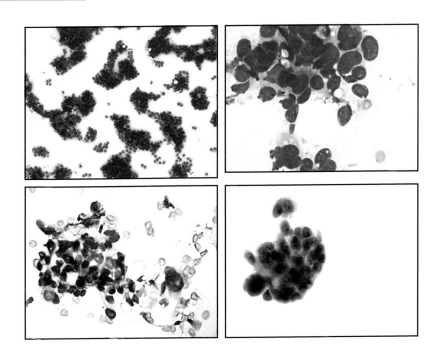

临床病史

女性，32岁，因乳腺 X 射线摄影发现新发乳腺肿块而就诊。超声显示大小为 8 mm 的低回声结节。超声引导下乳房 FNA。

请选择最佳诊断

    a. 乳腺癌

    b. 纤维腺瘤

    c. 纤维囊性变

    d. 导管内乳头状瘤

    e. 泌乳改变

答案及简要讨论

a. 乳腺癌

虽然涂片细胞数量不多，但在脂肪和偶尔可见的血液背景中有许多大的、深染的细胞碎片。细胞具有多形性，有明显的核仁和粗糙的染色质。细胞核比邻近的红细胞大 4～5 倍。

典型的恶性特征支持癌症的诊断；虽然因存在腺体形成行为而支持导管癌的诊断，但本例很难进行亚分类。随后的芯针穿刺活检显示中度分化的浸润性导管癌。

参考文献

1. Stanley MW, Sıdawy MK, Sanchez MA, Stahl RF, Goldfischer M. Current issues in breast cytopathology. *Am J Clin Pathol*. 2000;113:S49–S75.

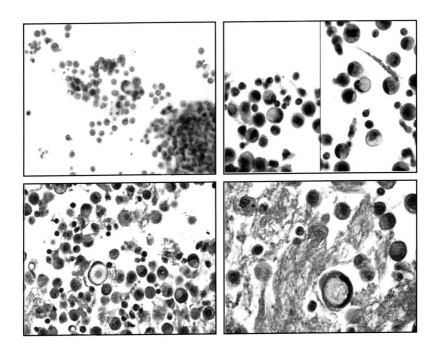

临床病史

　　男性，66岁，液体和固体食物吞咽困难进行性加重6个月，体重减轻 5.4 kg，腹胀。腹腔穿刺（细胞离心）。

请选择最佳诊断

　　a. 反应性间皮细胞和慢性炎症细胞

　　b. 间皮瘤

　　c. 具有印戒细胞特征的癌

　　d. 腹膜黏液癌病

　　e. 肉芽肿性炎

答案及简要讨论

c. 具有印戒细胞特征的癌

在腹腔积液中可以观察到许多大的散在的单个细胞。这些细胞有增大的细胞核，细胞核被细胞质空泡推到一边，呈"印戒"状。免疫组织化学染色显示细胞对 CK7、CK20、CD15（LeuM1）和 BerEp4 呈免疫反应性。这些细胞对钙视网膜蛋白无反应性。黏液洋红染色呈阳性。

随后的狭窄食管活检显示食管胃结合部印戒细胞癌，其细胞与腹腔积液中的细胞非常相似。免疫组织化学染色通常有助于区分腹腔积液中的转移性腺癌和间皮细胞（反应性或恶性）。间皮细胞对钙视网膜蛋白呈免疫反应性，对 CD15（LeuM1）和 BerEp4无反应性，而腺癌细胞则与之相反。其他有用的免疫组织化学染色包括 CEA 和 B72.3。两者在腺癌中均呈免疫反应性，在间皮细胞中均无反应性。

参考文献

1. Fetsch PA, Abati A. Immunocytochemistry in effusion cytology: a contemporary review. *Cancer*. 2001;93:293–308.

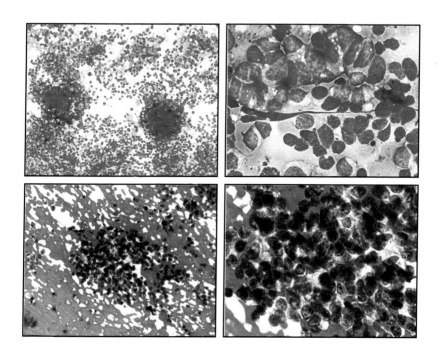

临床病史

　　男性，8 岁，有肾母细胞瘤病史，腹部 CT 显示腹腔积液和多发性肝低密度病变。肝肿块 FNA。

请选择最佳诊断

　　a. 肝细胞癌

　　b. 转移性肾母细胞瘤

　　c. 血管肉瘤

　　d. 正常肝组织

　　e. 非霍奇金淋巴瘤

答案及简要讨论

b. 转移性肾母细胞瘤

抽吸物标本细胞数量较多，由许多非典型细胞组成，这些细胞具有高 N/C 比值、细至稍粗糙的染色质和细胞核相互挤压。未发现明显的小管或基质细胞。

在 3 种成分（上皮、间质和芽基）均存在的情况下，肾母细胞瘤通常较易诊断。本例标本的细胞代表低分化恶性肿瘤，考虑到患者病史，最符合转移性肾母细胞瘤，芽基成分。由于芯针穿刺活检缺乏组织，WT-1 和甲状腺转录因子 -1 的免疫组织化学染色无诊断价值。

参考文献

1. Radhika S, Bakshi A, Rajwanshi A, et al. Cytopathology of uncommon malignant renal neoplasms in the pediatric age group. *Diagn Cytopathol*. 2005;32:281–286.
2. Portugal R, Barroca H. Clear cell sarcoma, cellular mesoblastic nephroma and metanephric adenoma: cytological features and differential diagnosis with Wilms tumour. *Cytopathology*. 2008;19:80–85.

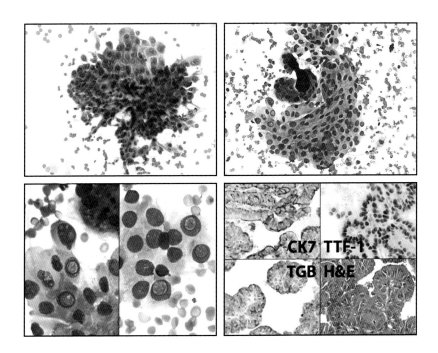

临床病史

男性，49 岁，左侧大腿内侧疼痛 5 周，于负重和爬楼梯后加重。6 年前切除甲状腺结节，根据患者报告为良性。左侧股骨溶骨性病变 FNA。

请选择最佳诊断

　　a. 浆细胞性骨髓瘤

　　b. 转移性腺癌，符合原发于前列腺

　　c. 转移性肺腺癌

　　d. 转移性甲状腺乳头状癌（PTC）

　　e. 骨髓炎

答案及简要讨论

d. 转移性甲状腺乳头状癌（PTC）

巴氏染色和 Diff-Quik 染色可见组织碎片，其细胞具有增大的圆形至椭圆形细胞核和明显的核假包涵体。HE 染色的细胞块材料显示乳头状结构。免疫组织化学染色显示肿瘤细胞对 CK7、甲状腺转录因子 -1（TTF-1）、甲状腺球蛋白和 DPC-4（图中未显示）有免疫反应性。其他免疫组织化学染色（图中未显示）显示细胞对 CK20、RCC、PSA 和 PSAP 无免疫反应性。

中年患者骨中的溶骨性病变为转移性病变，除非有证据支持其他诊断。鉴于本例对 PSA 和 PSAP（前列腺）及 RCC（肾细胞癌）无免疫反应性，鉴别诊断中的原发性肿瘤可能性不大，而只有在 DPC-4 染色呈阴性时才能为诊断胰腺癌提供有用信息。TTF-1（细胞核）和 CK7（细胞膜）免疫反应性提示肺和甲状腺，而甲状腺球蛋白阳性（细胞质）可诊断转移性 PTC。随后的甲状腺全切除术显示为 PTC。无法复核 6 年前切除的甲状腺组织。

参考文献

1. Dinneen SF, Valimaki MJ, Bergstalh EJ, Goellner JR, Gorman CA, Hay ID. Distant metastases in papillary thyroid carcinoma: 100 cases observed at one institution during 5 decades. *J Clin Endocrinol Metab*. 1995;80:2041–2045.

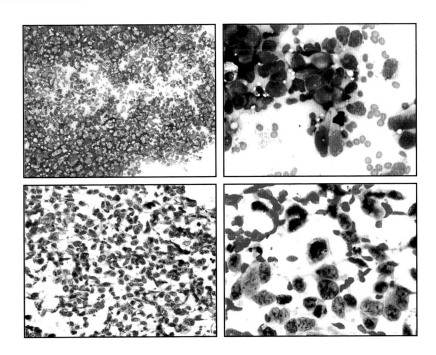

临床病史

男性，71 岁，有激素难治性前列腺癌病史，出现骨盆肿块。盆腔病变 FNA。在细胞块标本上进行免疫组织化学染色显示细胞对 CK AE1/3（广谱细胞角蛋白）和 CD56 具有免疫反应性，但对 PSA、PSAP、CD45 和甲状腺转录因子 -1 无免疫反应性。患者无吸烟史。

请选择最佳诊断

 a. 高级别淋巴瘤

 b. 高级别肉瘤

 c. 具有小细胞特征的转移癌，倾向于前列腺来源

 d. 具有小细胞特征的转移癌，倾向于肺来源

 e. 转移性黑色素瘤

答案及简要讨论

c. 具有小细胞特征的转移癌，倾向于前列腺来源

抽吸物标本显示单形性恶性细胞群。细胞深染，N/C 比值增高，细胞质稀少。染色质呈细颗粒状，部分细胞显示细胞核相互挤压。可见大量有丝分裂象。

上述发现可诊断恶性肿瘤，且有小细胞神经内分泌分化的形态学特征和免疫组织化学证据。前列腺小细胞癌可能是新发的或与更典型的腺癌相关。在高级别前列腺癌的转移灶中，小细胞表型并不少见。任何器官的小细胞癌都与高级别淋巴瘤有明显的形态学重叠，因此，排除造血系统来源很重要。在本例中，CD45 呈阴性、AE1/3 呈阳性。虽然 PSA 呈阴性，但本例患者最可能的来源部位是前列腺。前列腺来源的高级别转移癌 PSA 和 PSAP 呈阴性并不少见。在这种情况下，血清 PSA 可能有帮助。此外，肺小细胞癌几乎仅发生于吸烟者。

参考文献

1. Caraway NP, Fanning CV, Shin HJ, Amato RJ. Metastatic small-cell carcinoma of the prostate diagnosed by fine-needle aspiration biopsy. *Diagn Cytopathol*. 1998;19:12–16.
2. Wang W, Epstein JI. Small cell carcinoma of the prostate. A morphologic and immunohistochemical study of 95 cases. *Am J Surg Pathol*. 2008;32:65–71.
3. Parwani AV, Ali SZ. Prostatic adenocarcinoma metastases mimicking small cell carcinoma on fine-needle aspiration. *Diagn Cytopathol*. 2002;27(2):75–79.

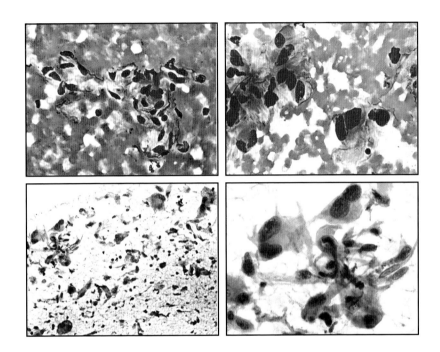

临床病史

　　白人男性，72 岁，左侧背痛 1 ～ 2 个月。患者于 7 年前进行高分化脂肪肉瘤切除术。腹部 CT 显示腹膜后有多个大脂肪肿块。腹膜后肿块 FNA。

选择最佳诊断

　　a. 肉芽肿性炎

　　b. 结节性筋膜炎

　　c. 孤立性纤维性肿瘤

　　d. 肉瘤，符合脂肪肉瘤复发

　　e. 韧带样纤维瘤病

答案及简要讨论

d. 肉瘤，符合脂肪肉瘤复发

在有大量红细胞的背景中可以观察到分散的组织碎片和单个细胞。淡染的梭形细胞混合有大的、多形性的、形状奇异的双核细胞，染色质粗糙，偶尔可见明显的核仁。

异型性和多形性的程度符合高级别肿瘤过程。虽然未观察到明确的成脂肪细胞，但病史和发病部位使复发性脂肪肉瘤成为最可能的诊断。显著的多形性提示去分化（去分化脂肪肉瘤）。

参考文献

1. Willen H, Akerman M, Carlen B. Fine needle aspiration (FNA) in the diagnosis of soft tissue tumours; a review of 22 years experience. *Cytopathology*. 1995;6:236–247.
2. Walaas L, Kindblom LG. Lipomatous tumors: a correlative cytologic and histologic study of 27 tumors examined by fine needle aspiration cytology. *Human Pathol*. 1985;16:6–18.

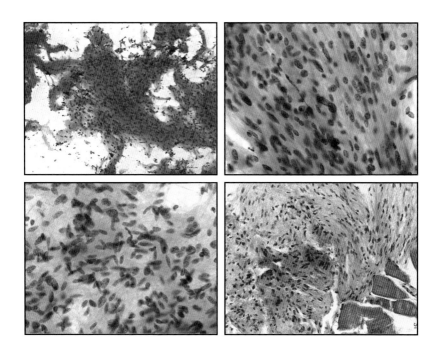

临床病史

女性，59岁。边界清晰的腓骨长肌内病变（4.2 cm）FNA。

请选择最佳诊断

    a. 脂肪瘤

    b. 肌内黏液瘤

    c. 神经鞘瘤

    d. 纤维瘤病

    e. 滑膜肉瘤

答案及简要讨论

c. 神经鞘瘤

在低倍镜下，病变由淡染的梭形细胞片段聚集而成。仔细观察可见部分细胞核呈椭圆形，而另一些则呈波浪状和锯齿状。细胞核的多形性很小，染色质分散。在这些涂片中，细胞质模糊不清。重要的是，细胞核包埋在明显的纤维基质中，本例没有观察到黏液样基质。虽然细胞块标本的伪影部分破坏了结构，但可以识别出栅栏样区域，其中一些区域比其他区域细胞数量更多（Antoni A/Antoni B）。

免疫过氧化物酶染色显示 S-100 蛋白阳性证实了神经鞘瘤的诊断；淡染的细胞核特征排除了恶性周围神经鞘瘤。在某些情况下，基质可能表现为黏液样，需鉴别黏液样软组织病变。长期存在的神经鞘瘤可能经历"退行性"改变，这可能导致严重的核异型性，类似于肉瘤或癌等恶性过程。缺乏脂肪细胞可排除脂肪瘤。在某些解剖部位，应考虑腹外纤维瘤病（韧带样瘤）的可能性。在纤维瘤病中，细胞核呈梭形，肌动蛋白阳性，S-100 蛋白阴性，细胞核 β - 联蛋白免疫过氧化物酶染色呈阳性。

参考文献

1. Domanski HA. Fine-needle aspiration challenges of soft tissue lesions: diagnostic challenges. *Diagn Cytopathol.* 2007;35(12):768–773.
2. Owens CL, Sharma R, Ali SZ. Deep fibromatosis (desmoid tumor). *Cancer.* 2007;111(3):166–172.